HÔPITAL : UN CHEF-D'ŒUVRE EN PÉRIL

OUVRAGES DE JEAN-MARIE GODARD

Policier, enfant de la République, en collaboration avec Abdoulaye Kanté, Fayard, 2022

Une vie de flic, en collaboration avec Patrick Visser-Bourdon, Fayard, 2020

Bienvenue aux urgences, Fayard, 2019

Paroles de flics, Fayard, 2018

La France qui gronde (avec Antoine Dreyfus), Flammarion, 2017

Mathias Wargon
avec la collaboration de Jean-Marie Godard

Hôpital : un chef-d'œuvre en péril

Fayard

Ouvrage publié sous la direction d'Isabelle Saporta

Couverture : ADGP
Photographie : © Philippe Matsas/Leextra

ISBN : 978-2-213-72051-7
Dépôt légal : mars 2022

À chaque fois que la vie dérape, il y a trois recours en fonction des situations : le 17 et la police, le 15 et les urgences, le 18 et les pompiers. Bleu, Blanc, Rouge.

Prologue

Prétendre écrire ses mémoires lorsqu'on n'a rien fait ou pas grand-chose reste une gageure.

Certes, je bénéficie d'une microcélébrité dans une société où tout le monde peut être connu du jour au lendemain, avant de retomber dans le puits sans fond de l'oubli. Cette microcélébrité, je la dois à un métier à la mode – urgentiste évidemment –, à une absence totale de filtre sur les réseaux sociaux et dans les médias qui me vaut une réputation de « bon client » et de grande gueule, à quelques combats pour la science – scientistes, disent les mauvaises langues –, à une épidémie mondiale et, enfin, à des circonstances conjugo-politiques.

Car avant d'aller plus loin, faisons immédiatement une mise au point : ma femme, Emmanuelle, est ministre déléguée au Logement (au moment où j'écris ces lignes, ces choses-là durent rarement). Je le précise, car je suis régulièrement mis en cause sur le mode : « Vous êtes à la solde du gouvernement. » D'abord, je ne suis à la solde de personne et ne me prive pas de critiquer les politiques mises en œuvre en matière de santé lorsque c'est nécessaire (comme lors de l'épisode des masques durant le confinement du printemps 2020). Ensuite, Emmanuelle et moi nous sommes rencontrés, et mariés, bien longtemps avant qu'elle ne soit nommée dans un gouvernement ou n'ait un poste à responsabilités. Fin de la parenthèse.

Cette « célébrité » (je n'aime pas ce terme), je ne la dois donc pas à mon œuvre littéraire, qui se limite à l'ouvrage que vous tenez entre les mains, mais à mes prises de position et à un blog sur les urgences (mon métier)[1].

Pourtant, on m'a proposé d'écrire ce livre. Avec l'idée d'un témoignage du terrain. Ces témoignages du « front », la fameuse « première

1. http://saturg.blogspot.com/

ligne », je n'y crois pas. Je dois avouer franchement que le côté « la terre ne ment pas » m'agace un peu. Comme si le travailleur qui a les mains dans le cambouis (ou l'urgentiste les mains dans les virus, les microbes, la merde et le sang) détenait une vérité que l'intellectuel ou le politique ne pouvait pas atteindre, et une pureté gagnée à la sueur de son front ou grâce à la rudesse de ses mains calleuses. Même si ces témoignages sont importants, je ne crois pas qu'ils soient le meilleur mode d'analyse : avoir en permanence « la tête dans le guidon » est loin de permettre une hauteur de vue suffisante. Par ailleurs, et bien qu'on aime me présenter comme ça, je ne suis plus tout à fait – et depuis longtemps – le gars qui sauve des vies jour et nuit, dormant sur un coin de table, tout en se battant contre l'administration inhumaine.

Je dirige un service, celui des urgences de l'hôpital Delafontaine à Saint-Denis, dans le « neuf-trois », et suis donc passé dans le camp des « patrons », ce côté obscur d'après certains.

Et puis, je n'imagine pas qu'un énième livre écrit par un urgentiste pas plus connu que les autres puisse faire un carton. Je confesse à ce sujet mon dépit, ayant toujours rêvé de faire un best-seller qui me vaudrait gloire et fortune. Mais n'écrit pas *Cinquante nuances de Grey* qui veut (même en transposant l'histoire dans un hôpital)…

J'aurais pu me contenter de faire un recueil de mes meilleurs textes, mais le ton, la forme et le vieillissement de certains ne le permettaient pas. Et finalement, ce ne seront pas non plus mes Mémoires que vous lirez.

Alors quoi ? Eh bien, on a fini par me convaincre que ce que j'avais à dire sur l'hôpital et le système de santé, à travers mon parcours, mes interrogations, ma vision (allons-y carrément) était intéressant.

Je suis médecin urgentiste depuis une trentaine d'années, avec une parenthèse de trois ans dans l'industrie pharmaceutique (autrement dit le Mordor) puisque l'hôpital, à ce moment-là de mon parcours, ne m'offrait aucune perspective de carrière. Ainsi, un de mes patrons, à qui je venais demander un boulot à temps plein, m'avait gentiment répondu qu'à l'hôpital (et on était dans un des plus grands centres hospitaliers universitaires du pays, une vitrine de l'excellence française), en tant que généraliste à vocation d'urgentiste, je serais toujours la cinquième roue du carrosse, et il me déconseillait de rester. Pour la petite histoire, des années plus tard on m'a demandé de concourir à la chefferie de ces urgences pour finalement préférer un autre candidat, qu'on pensait plus consensuel (il faut dire qu'à l'époque, les urgences étaient vraiment l'arrière-cour de cet hôpital).

Mais mis à part quelques années passées dans l'industrie et la publicité médicale, toute ma carrière s'est faite aux urgences. Cette expérience de médecin de terrain prenant peu à peu des responsabilités, un travail scientifique sur les flux de patients et l'organisation des urgences, la prise de fonctions de management au sein du service et de l'hôpital, la participation à la société savante ainsi que des activités auprès de l'agence régionale de santé[1] m'ont permis d'embrasser plus largement les problèmes et d'entrevoir des solutions.

Les urgences sont à l'intersection de la ville – l'amont – et de l'hôpital – l'aval – et récoltent

1. Les agences régionales de santé (ARS) sont chargées, dans chaque région, de la déclinaison de la politique de santé décidée par le gouvernement. Ici, il s'agit de l'ARS d'Île-de-France.

tous les problèmes médicaux et sociaux ingérables, ceux qui ne peuvent pas être traités, ou dont personne ne veut s'occuper. C'est donc une bonne plate-forme d'observation et de réflexion. À tel point que, après avoir participé à quelques tribunes médiatiques et en avoir signé quelques autres (je commençais à me prendre pour une actrice de cinéma concernée par les problèmes de société), j'ai finalement fondé avec d'autres un think tank, La Fabrique de la santé[1], qui permet de réfléchir au côté d'experts à l'évolution du système de santé, en essayant de s'extraire des corporatismes et des revendications catégorielles.

L'hôpital va mal – l'actualité ne cesse d'en faire état – et les acteurs du système de santé ne sont pas heureux. Alors que ce système a longtemps été un exemple, nous dit-on... En lisant ces dernières lignes, toi, lecteur de droite, tu te dis que tu as déjà entendu ce discours des milliers de fois et que tu ne vois pas l'intérêt de tourner la page pour un nouveau plaidoyer misérabiliste où on va t'expliquer qu'il faut toujours plus d'argent, plus de moyens. À ce

1. https://lafabriquedelasante.fr/

stade, toi, lecteur de gauche, qui me connais peut-être aussi par ma présence sur les réseaux sociaux et les plateaux des chaînes d'info en continu, tu soupçonnes que le bouquin que tu tiens entre les mains est un ouvrage ultralibéral où l'on va te raconter que ce n'est pas un problème d'argent, mais d'organisation et de consommation. Tu te dis que tu n'as pas envie de lire ce truc, qui ne rentre pas dans ton logiciel à toi non plus. Du coup, avec vos deux réactions – caricaturales, est-il nécessaire de le souligner ? –, ce livre pourrait être mort-né. Et pourtant…

Pourtant, si ces deux « camps » voulaient aller plus loin et acceptaient de sortir de leur zone de confort respective, je crois que, malgré leur déliquescence, leur inorganisation (le bordel qui y règne en fait), notre système de santé et l'hôpital public pourraient encore se relever. Ce qui signifie que ce livre ne sera pas « les misérables à l'hôpital », parce que le misérabilisme nous tue, et que, surtout, il fallait que je trouve un autre créneau, celui-là étant déjà fort embouteillé.

Je souhaite donc simplement vous emmener visiter l'hôpital. Derrière la technologie ou les urgences surchargées que vous avez l'habitude de voir dans les médias, bref, tout en blanc ou tout en noir (ou en vert, la couleur des tenues), il existe aussi un monde dans lequel des gens normaux travaillent, prennent en charge des patients, cherchent des solutions sans aller forcément vers la facilité ou le slogan, et réfléchissent, y compris, et parfois, en période de crise.

Et comme parmi tous, je suis le plus fier, je parlerai aussi de moi.

Chapitre 1

Les urgences, porte de l'hôpital

Les urgences. Il y a d'abord eu la série de la fin des années 1990, avec le beau docteur Doug Ross. Mais le système américain, très caricaturé dans cette série, a peu à voir avec le système français, et je ne suis ni Doug Ross ni George Clooney, hélas...

Et puis, il y a eu la canicule de 2003, avec ses 19490 morts[1], essentiellement des personnes âgées, et les alertes de l'urgentiste Patrick Pelloux[2]. Depuis, on nous montre très régulièrement les urgences et leurs brancards dans les

1. Chiffre communiqué par l'Institut national de la santé et de la recherche médicale (INSERM) en 2007.

2. Dès le début du mois d'août, l'urgentiste sonne l'alarme dans plusieurs médias. Le gouvernement, au travers de la

couloirs, les urgences débordées, les urgences à la une de l'actualité chaque hiver, les urgences en crise, toujours en crise...

Les urgences, c'est le service considéré comme le plus mauvais de l'hôpital de 9 heures à 18 heures, parce que certains dans d'autres services considèrent qu'il y a trop de monde, des patients vus trop vite, et un peu tout et n'importe quoi en termes médical et aussi social. Or, c'est ce même service qui devient soudainement le meilleur à partir de 19 heures, parce que, contrairement aux services d'étages, les urgences sont ouvertes vingt-quatre heures sur vingt-quatre et on peut tout leur demander, ou presque.

En revanche, c'est plus rare dans l'autre sens. C'est notamment le cas lorsqu'il s'agit pour le personnel des urgences de passer des heures au téléphone à la recherche d'un lit d'hospitalisation dans un autre service. Parce que les patients des urgences ne sont pas forcément les plus intéressants pour un médecin spécialiste, particulièrement les personnes âgées,

---

direction générale de la Santé, mettra plusieurs jours à prendre conscience de la gravité des choses.

qui ne font « que » décompenser des affections chroniques liées au grand âge – « C'est qui ton patient ? Ah non, encore un vieux... »

C'est aussi pour cela que les urgences ne sont plus, aujourd'hui, considérées comme la dernière roue du carrosse d'un hôpital (oui, c'est une image qu'on va répéter). Elles sont utiles. Très. Peut-être trop ?

Tous mes stages d'interne, je les ai faits aux urgences. Et lorsque j'ai passé trois années, entre 1997 et 2003, dans l'industrie pharmaceutique, je me suis, disons-le clairement, un peu emmerdé ; les urgences me manquaient. À la base, en médecine, je voulais travailler pour une ONG[1], et je pense aujourd'hui que ma mission s'en rapproche. Même comme chef de service : le type de 20 ans que j'étais n'a pas trop honte de ce qu'il est devenu aujourd'hui.

Les urgences, pour moi, cela commence par le SMUR[2], comme interne, en conduisant le véhicule d'intervention, une injection d'adrénaline pure, enfin si on peut considérer que

1. Organisation non gouvernementale, de l'humanitaire.

2. Service, ou structure, mobile d'urgence et de réanimation. Il dépend de l'hôpital et est envoyé, le cas échéant, après régulation par le 15, le service d'aide médicale urgente (SAMU).

conduire un break Peugeot, débordant de matériel et qui rame dans les côtes, peut procurer des sensations comme dans *Fast and Furious*. Les urgences, ce sont aussi une multitude d'histoires, de parcours, d'anecdotes, de gens qui racontent leur vie, de patients multiples qui passent quelques heures, pour lesquels il va falloir poser un diagnostic, et les soigner.

Si l'on devait comparer les urgences à une armée engagée en zone de conflit, je serais le sergent qui dirige tout, le mec qui est là, qui va au feu, mais pas que...

Diriger un service d'urgences aujourd'hui comporte une dimension, un rôle politique au sens noble du terme. D'abord en interne : il faut discuter, parfois se battre, avec les autres services. Pas seulement pour des histoires de lits et de difficultés à faire hospitaliser un patient, mais aussi parce que le fonctionnement des urgences doit s'intégrer dans une organisation complexe, et qu'il dérange souvent d'autres secteurs de l'hôpital : il est ainsi fréquent que les demandes – par définition imprévues – des urgences viennent perturber un service de radiologie qui doit alors jongler en permanence entre ses examens programmés et nos demandes impromptues d'urgentistes.

Un service d'urgences est ouvert sur l'extérieur, en prise directe avec la ville. Ce service essentiel, porte de l'hôpital, acteur incontournable du système de santé dans une agglomération, a donc des contacts, des échanges, des discussions avec les élus, mais aussi lors des réunions incluant les forces de l'ordre, représentées par le commissaire. Ce rôle incombe au chef de service. La police est souvent présente aux urgences, pour des visites médicales de garde à vue, ou une consultation pour un détenu. Ce n'est pas forcément simple. Là où la préoccupation du praticien sera médicale et le « prisonnier » regardé comme un patient, celle, naturelle, des fonctionnaires de police ou de gendarmerie sera liée à la sécurité. Il en va de même pour le secret médical. Les forces de l'ordre ont parfois du mal à accepter de ne pas détenir certaines informations relatives à la consultation et à la santé du patient – confidentielles pour le médecin. Ce sujet peut d'ailleurs être source de conflits.

Les urgences se sont construites peu à peu, d'abord comme la « mine » de l'hôpital, tenue par des internes. Un peu la poubelle de l'établissement – même si le terme est fort –, où l'on mettait tout ce qu'on ne savait pas caser ailleurs. C'était le service d'accueil et de traitement des urgences, le SATU.

La spécialité, elle, est assez jeune. Elle a peu à peu grandi au cours des vingt dernières années. D'abord lorsque, au congrès Urgences 2003, en avril de cette année, le ministre de la Santé d'alors, Jean-François Mattei, annonce une circulaire de réorganisation comportant notamment la création d'une spécialité[1]. Le processus sera accéléré par la canicule de cet été-là.

En 2004, c'est la médecine générale qui devient une spécialité[2], permettant ensuite de s'orienter vers un diplôme d'études spécialisées complémentaires, un DESC, d'urgentiste. Pour autant, ce dernier n'est pas officiellement qualifiant et le médecin du service d'urgence reste un généraliste d'abord et avant tout... sauf pour les autres généralistes. Eh oui, encore cette image de « soutiers » de l'hôpital

1. Circulaire DHOS/O 1 n° 2003-195 du 16 avril 2003 relative à la prise en charge des urgences.

2. Décret du 16 janvier 2004 relatif à l'organisation du troisième cycle des études médicales.

que seraient les urgentistes, perçus comme des « sous-médecins ». D'ailleurs, pour l'anecdote, je n'ai plus encadré de thèse à partir de ce moment-là. Les professeurs de médecine générale considéraient en effet que la médecine des urgences n'en était pas une, ou alors très mauvaise.

Le long parcours vers la spécialisation « urgentiste » qualifiante ne s'est achevé que le 13 janvier 2015 – hasard du calendrier, jour des attentats de Paris – avec la parution au *Journal officiel* de l'arrêté fixant la liste des diplômes d'études spécialisées de médecine que les étudiants de première année de troisième cycle doivent choisir, parmi lesquels, de ce fait, figure la médecine d'urgence[1].

Les urgences, si importantes, ne sont donc officiellement plus la dernière roue du carrosse de l'hôpital. Et pourtant certains, y compris dans mon établissement, le pensent encore : « Les patients des urgences ne sont pas intéressants, les urgentistes se trompent, mais pas nous », peut-on ainsi entendre dans la bouche

1. https://www.legifrance.gouv.fr/loda/id/JORFTEXT000031560595/

de confrères de l'aval, c'est-à-dire les services d'étages de l'hôpital, les spécialités, bref, nos collègues avec lesquels nous bataillons au téléphone pour arracher un lit d'hospitalisation. Pourquoi cette image de l'urgentiste qui se trompe ? Tout simplement parce qu'il est plus facile pour un médecin de gérer et d'analyser le dossier d'un patient programmé et qu'il suit dans une spécialité que d'avoir plusieurs personnes différentes et non prévues que l'on ne connaît pas, et de devoir jongler avec chacun de ces cas dont on ne sait souvent rien au moment où ils arrivent dans nos urgences. Sans parler du fait que l'urgentiste va prendre en charge plusieurs patients en même temps, passant d'une salle d'examen à l'autre, d'un box à l'autre...

Pourtant, les médecins de mon service sont des toubibs comme les autres. Je pense (mais cela génère des polémiques) qu'ils sont même mieux que les autres, parce que, aux urgences, ils font des gardes, et des gardes très difficiles. Je le rappelle, cette porte d'entrée de l'hôpital est ouverte sept jours sur sept et vingt-quatre heures sur vingt-quatre.

Rien ne m'exaspère plus que lorsqu'un confrère bien intentionné, installé dans un fauteuil, vient m'expliquer qu'il considère que mon senior, qui a fait plus de consultations en vingt-quatre heures que lui en une semaine, s'est trompé ou qu'il n'a pas bien orienté un patient. Le praticien hospitalier, parfois universitaire, chef de service prestigieux, qui m'appelle parce qu'un patient est monté dans son service la veille à 21 heures, mais pas dans la bonne chambre ou le bon couloir... a tendance à me mettre hors de moi. Il ne se permettrait jamais d'appeler un autre chef de service de cette manière, mais dans son esprit, je reste un soutier, un petit médecin généraliste, qui plus est exerçant aux urgences... Et mon patient, de ce fait... est un peu un sous-patient.

Même si cela a changé, cet état d'esprit existe encore. Peut-être la spécialisation, qui a désormais près de sept ans, va-t-elle modifier les choses et faire tomber les *a priori* de certains. Pour l'heure, beaucoup reste encore à réaliser en vue de faire évoluer les mentalités.

D'abord, parce que celles et ceux qui choisissent l'urgence ne sont pas forcément les premiers de l'internat, ou considérés comme tels, il ne faut pas se mentir... C'est une spécialité dure, par son rythme, mais également parce qu'elle confronte à tout : misère sociale, détresse médicale… Et les candidats ne se bousculent donc pas au portillon.

Le centre hospitalier de Saint-Denis constitue avec le centre hospitalier de Gonesse le groupement hospitalier de territoire (GHT) Plaine de France. Plus de 57 000 patients passent dans mon service d'urgences chaque année.

Dans celui-ci, les tensions, la violence, les agressions existent, mais pas forcément plus qu'ailleurs. Lorsqu'il y a des reportages sur mon service, certains me reprochent de ne pas parler de ces agressions. Contrairement à ce que d'aucuns pensent, les urgences de l'hôpital Delafontaine, ce n'est pas la jungle, mais un service d'urgences comme un autre dans le même contexte territorial.

L'autre problème des urgences, au-delà de la Seine-Saint-Denis, c'est la position de ce service stratégique. Il est impacté à la fois par le système de soins extérieur, ce qu'on appelle l'amont, et les « étages », les lits d'hospitalisation, les services de spécialités, l'aval.

Les urgences sont devenues en fait l'hôpital de jour – et parfois de nuit – de beaucoup de gens qui n'ont pas forcément grand-chose à y faire – d'un point de vue médical – et de beaucoup de prises en charge qui n'ont souvent rien à voir avec la médecine, ce qui n'est pas leur objectif au départ. On se retrouve ainsi à gérer des situations complexes, parfois médicales, mais qui ne relèvent pas du domaine de l'urgence, comme le bilan d'une maladie chronique ou ancienne, voire des problèmes sociaux que personne n'a réussi à démêler jusque-là mais auxquels nous devons apporter une solution rapidement : un patient avec des troubles du comportement que la famille n'arrive plus à maintenir à la maison ? Aux urgences de se débrouiller et de savoir que faire...

Et ça ne date pas d'hier. Dès 1993, un premier signal d'alarme est tiré, alors que les urgences ne voient passer « que » sept millions de patients par an (trois fois plus s'y rendent aujourd'hui). Il s'agit du rapport du professeur Adolphe Steg, président de la Commission nationale de restructuration des urgences (CNRU), remis au gouvernement. Dans ce document de quatre-vingt-trois pages, le professeur constate un accroissement du recours aux urgences par des patients arrivant de leur propre chef, comme on irait consulter un médecin en ville, et que la plupart des cas pris en charge auraient pu l'être en dehors des urgences puisqu'ils ne relevaient pas de l'hôpital.

Constat alarmant donc... Et vieux de trente ans.

Aujourd'hui, à l'heure où le gouvernement instaure un « forfait patient urgences », de 19,61 euros pour toute personne passant dans ce service sans nécessité d'hospitalisation, la question se pose : doit-on trier les patients qui viennent à nous ? Notre rôle est-il de prendre tout le monde, ce qui revient donc à la fois à assurer des consultations de médecine générale comme il s'en pratique en ville et un service de prise en charge sociale qui, normalement, est également censé exister par ailleurs dans nos services publics ?

Le grand argument systématiquement brandi en la matière s'appelle la bobologie. Ainsi, les urgences seraient perpétuellement encombrées par des gens bien portant qui n'ont rien à y faire. On entend ça au bistrot du coin, dans les débats de certains plateaux télé. Ceux qui lancent cet argument-là viennent d'ailleurs eux-mêmes « encombrer » nos urgences. La formule « Moi, c'est important » s'applique ici pleinement : « Mon cas nécessite que je sois dans la salle d'attente des urgences, mais pas celui de mon voisin qui va passer avant moi et qui n'a rien à faire ici. » J'aime toujours demander à ces personnes si elles ont été hospitalisées (on serait sur Twitter, je mettrais un émoji « troll »).

Dans la réalité, le patient, quel que soit son niveau social, qu'il ait ou non une rhino et qu'il ne veuille pas attendre un rendez-vous chez son généraliste pour une raison X ou Y ou juste parce qu'il est angoissé… n'encombre pas mon service. Il est dans la salle d'attente. Et si elle est pleine, il devra patienter plusieurs heures avant de voir un urgentiste senior qui l'auscultera et lui prescrira – ou pas – quelque chose. Eh oui. Parce qu'il y a des priorités de prise en charge, classées de 1 (les vraies urgences, les plus vitales) à 5 (notre patient et sa rhino, ou d'autres cas similaires censés ne rien avoir à faire ici).

Mais tout le monde sera vu. Enfin, ça, c'est ce que je disais avant. L'augmentation du nombre de patients 5, la nécessité d'affecter un médecin en permanence à ces cas, leur agressivité parfois, me fait un peu revenir sur mon optimisme initial.

La solution pourrait être d'ouvrir, à l'hôpital ou à l'extérieur, un service de consultations médicales généralistes non urgentes, sans rendez-vous, pour les patients des urgences de niveau 4 et 5. Et si ce service de consultations médicales non urgentes est fermé à 23 heures, il faudra revenir le lendemain, parce que cela fonctionnera comme ça et qu'on aura décidé, une bonne fois, de mettre un terme au consumérisme médical – ou de le limiter.

Précisons tout de même qu'à l'heure de la pandémie de Covid, il est préférable, si l'on est en bonne santé et que l'on a les symptômes d'un rhume, de mettre son masque et d'aller faire un test dans une pharmacie ou un laboratoire plutôt que de se précipiter d'emblée à l'hôpital.

Mais la vraie question des urgences, celle qui choque et que personne n'ose poser, est la suivante : doit-on prendre en charge les pauvres à l'hôpital ? Plus précisément, les urgentistes des hôpitaux publics doivent-ils devenir les médecins généralistes de tous ceux qui n'ont pas les moyens de payer une consultation à 25 euros, d'avancer des frais médicaux, ou ne disposent tout simplement d'aucune couverture sociale ?

La personne qui n'a pas d'argent, pas de papiers, et qui vient chez nous pour des raisons avant tout sociales doit-elle pouvoir accéder à notre service médical hospitalier ?

Je ne pense pas que ce public particulier doive être pris en charge par les urgences. Pas par inhumanité ou égoïsme, mais tout simplement parce que les personnes les plus précaires sont celles qui ont le plus besoin d'un véritable parcours de soins de qualité. Les urgences ne sont pas un parcours de soins. Pour donner une image, n'avoir que les urgences comme prise en charge médicale revient à ne se nourrir quotidiennement qu'au MacDo. C'est très mauvais pour la santé.

Ainsi, la prise en charge permanente par les urgences n'apporte rien, elle dégrade même le parcours de soins, voire la santé d'une personne, parce que nous n'avons pas les moyens de la suivre correctement. Chaque fois que cette personne viendra, elle verra un médecin différent et sera un cas parmi d'autres. Les urgences ne sont pas autre chose qu'un lieu de passage où un patient chasse l'autre en permanence.

En revanche, prendre en charge de cette manière-là nous permet peut-être tout simplement de nous donner bonne conscience, à nous tous, médecins (« je suis là pour les pauvres »), citoyens. Parce qu'on se dit que, après tout, la société n'a pas à s'en occuper, les urgences le font...

Il y a nécessité à réintégrer nos patients les plus précaires, ceux qui n'ont que les urgences, dans un véritable parcours de soins à l'extérieur de l'hôpital, leur donner accès à un médecin qui deviendra « leur » médecin traitant. Tout comme il faut faire sortir des urgences notre « cas rhino ». Lui, il relève du consumérisme médical pour lequel elles ne sont pas faites. Ce consumérisme est toutefois moins grave, et moins problématique, que de faire reposer sur les urgences une grande partie de ce que les autres professionnels ne veulent plus ou ne peuvent plus faire : du social, de la prise en charge de mineurs, un abri pour un SDF, et de l'administratif pur.

On nous amène ainsi parfois des personnes que l'on a ramassées dans la rue, des gens à côté de la société, dont le cas n'est pas considéré comme relevant d'une hospitalisation dans un service psychiatrique, mais qu'on ne peut pas non plus confier facilement à des services sociaux. Ils peuvent être agités et leur état risque de désorganiser un service.

Nous avons aussi de « vrais » patients « psy », en attente d'une prise en charge en psychiatrie, secteur lui aussi en crise et sous-doté. Alors, en attendant de trouver un lit, on gère, parfois en étant contraints de les contentionner sur un brancard. Là aussi, cela désorganise un service et insécurise les autres patients.

La logique est un peu, pour tout : « Démerdez-vous, nous, on ne peut rien faire. » Autant de sujets dont la société ne veut pas s'occuper, et de gens que nous, ensemble des citoyens, préférons ne pas voir (sauf pour s'en offusquer avec bonne conscience sur les réseaux sociaux).

Est-ce que les urgences sont vouées à être cela ? Est-ce que les urgences doivent être considérées aussi comme un service qui nécessite aujourd'hui, comme dans le mien, la présence systématique d'assistantes sociales ou du *bed managers*, véritables préposés à la recherche de « placement de patients », qui remplissent la tâche administrative nécessaire, parfois un véritable parcours du combattant, pour trouver une destination adéquate et la bonne prise en charge des personnes arrivées chez nous et qui n'ont en fait pas forcément besoin de la structure hospitalière ? Marc, notre *bed manager*, passe par exemple énormément de temps à trouver des solutions alternatives à l'hospitalisation, ou un hébergement à des patients qui ne peuvent pas rentrer seuls à domicile.

Il y a ici une sorte de « schizophrénie » (et non, je ne psychiatrise pas, c'est le mot en français) : on ne peut pas dire d'un côté que l'hôpital coûte très cher, parce qu'il a un plateau technique avec des technologies de pointe, et de l'autre s'en servir pour des missions qui, dans une autre structure, coûteraient moins cher, avec en plus une meilleure efficacité en termes de service rendu. En clair, l'hôpital bénéficie d'une structure très technique – nécessaire – impliquant des investissements lourds, mais qui a un coût conséquent, avec un personnel compétent, mal payé et dont pourtant la masse salariale générale est considérable.

Le tout permet de faire des examens très précis, ce pour quoi l'hôpital et les urgences sont prévus, mais également un tas de choses qui coûteraient beaucoup moins cher si on les faisait dans des structures plus légères et qui, probablement, rendraient plus service aux patients. Une prise en charge d'escarres, par exemple, ou de soins particuliers dans le cadre du suivi d'une pathologie peut ainsi coûter plus de 1 000 euros par jour. Quel en serait le prix si l'on formait plus d'infirmières libérales en ville pour ce type de prises en charge, même en augmentant leur tarif ? Est-il vraiment nécessaire d'avoir recours à l'hôpital et au médecin spécialiste lorsque celui-ci pourrait guider en téléconsultation une infirmière sur ces soins ?

La société elle-même n'est pas la seule responsable. L'institution hospitalière porte aussi sa part, au travers de son hospitalocentrisme : « Que ce soit pour le médical ou le social, nous sommes meilleurs que tous les autres. » Pourtant, les structures externes à l'hôpital pour prendre en charge du social et du médical ne relevant pas de l'institution hospitalière existent. Les communautés professionnelles territoriales de santé (CPTS) sont en cours de développement[1]. Consistant en un réseau de médecins, infirmiers ou encore assistants sociaux en ville, elles permettent la mise en

1. Voir à ce sujet la page : https://www.ars.sante.fr/les-communautes-professionnelles-territoriales-de-sante

place d'une coordination entre professionnels de santé (généralistes et spécialistes) et personnels paramédicaux au sein d'un territoire, pour prendre en charge et suivre des patients et assurer la continuité des soins, notamment via une plate-forme internet et des réunions régulières entre les différents partenaires, sous l'égide de l'agence régionale de santé (ARS). L'objectif actuel est d'atteindre 1 000 CPTS dans toute la France en 2022. Ces réseaux doivent pouvoir faciliter non seulement la prise en charge et l'orientation des patients vers les urgences le cas échéant, mais également leur permettre d'accéder à des spécialistes libéraux et des soins en ville de façon plus aisée qu'actuellement.

Il existe aussi les permanences d'accès aux soins de santé (PASS)[1], cellules de prise en charge médico-sociale visant à faciliter, toujours pour les personnes les plus précaires, non seulement l'accès à l'hôpital si nécessaire, mais aussi aux réseaux institutionnels ou associatifs de soins, d'accueil et d'accompagnement social.

1. Voir à ce sujet la page : https://solidarites-sante.gouv.fr/systeme-de-sante-et-medico-social/parcours-de-sante-vos-droits/modeles-et-documents/article/les-permanences-d-acces-aux-soins-de-sante-pass

En bref, ces deux dispositifs ont pour objectif d'intégrer un patient en difficulté dans un parcours de soins classiques, en ville, lorsque cette personne ne sait pas où s'adresser et finit par prendre l'urgentiste de l'hôpital pour son médecin généraliste et son assistante sociale.

Plus classiques et déjà très répandues, il y a les maisons médicales de garde qui assurent une consultation par un médecin généraliste, un infirmier, des consultations dentaires aussi, dans un seul et même lieu, le soir et le week-end lorsque les cabinets sont fermés, au tarif de la consultation classique (auquel s'ajoute pour le professionnel un forfait supplémentaire de 5 euros payé par l'Assurance maladie).

Le problème, c'est que toutes ces structures sont souvent mal connues (et pourtant subventionnées par l'ARS, le département ou encore la région), par manque de publicité des autorités nationales ou locales (elles ne bénéficient parfois que d'un encart dans le magazine communal). Et pour accéder aux maisons médicales de garde, il faut d'abord très souvent en passer par le 15, pour la régulation.

Le développement de tous ces dispositifs peut être bénéfique à tous ; il permettrait de désengorger les services d'urgences, pour peu que tout le monde accepte de jouer le jeu, par exemple en arrêtant la guerre perpétuelle des frères ennemis que sont les médecins libéraux en secteur 1 et les médecins hospitaliers – toujours cette histoire d'une pratique de la médecine en ville qui serait noble et professionnelle, quand les praticiens hospitaliers feraient un travail de « soutiers » et de la « mauvaise » prise en charge (et vice versa, « à l'hôpital, on est meilleurs que tous les autres »).

Je suis persuadé que toutes les personnes en situation de précarité, au travers de la PUMA, la protection universelle maladie (ex-Couverture maladie universelle) et de l'aide médicale d'État (AME) pour les sans-papiers, si elles ne nécessitent pas une prise en charge médicale d'urgence, peuvent bénéficier d'un parcours de soins de qualité. À la condition, aussi, que celles-ci soient tenues, gérées par des professionnels payés correctement. Tout simplement parce qu'un patient précaire doit être considéré comme n'importe quel autre et bénéficier d'une prise en charge ambulatoire sans être obligé d'en passer par des structures estampillées « Quart Monde », qui permettent à certains de se donner bonne conscience. Cela nécessiterait probablement des forfaits supplémentaires, afin d'inciter les professionnels médicaux et paramédicaux à y participer, mais l'ensemble n'atteindrait sûrement pas le coût d'un passage par l'hôpital avec sa structure technique et ses examens multiples.

On ne peut pas faire de l'humanitaire médical ou de la médecine de brousse bénévole en France, avec les moyens que nous avons et qui doivent bénéficier à tous. On ne peut pas accepter une santé à deux vitesses, de qualité pour les plus riches et les personnes bénéficiant de l'Assurance maladie et au rabais, de « bonne conscience », pour les autres. De même qu'on ne peut pas continuer à faire de la mauvaise médecine, avec un suivi défaillant, pour toute une catégorie de la population et à accepter que les choses demeurent en l'état juste parce que cela arrange tout le monde. Il y va du respect de nos valeurs républicaines.

Chapitre 2

L'hôpital et la République

L'hôpital public n'est pas idéal. Mais il prend tout le monde en charge, au même niveau, sans distinction d'origine, de religion, de revenu, de statut social. S'il y a une institution en France qui donne un sens au mot « République », c'est bien lui. Et jusque dans son fonctionnement interne.

Prenons la laïcité. Certains brandissent le fait qu'elle serait de moins en moins respectée à l'hôpital. Que des patients, essentiellement de religion musulmane, exigeraient, de plus en plus souvent, parfois en usant de menaces ou de violence, de choisir d'être auscultés par un homme ou une femme ou refuseraient tel ou tel traitement au nom de la religion.

Que ce soit à Saint-Denis ou dans les autres services d'urgences dans lesquels j'ai travaillé, ce genre de problème, je les compte sur les doigts d'une main, en vingt ans d'exercice. Et souvent, dans ces cas-là, c'est un couple qui vient. Ainsi, il m'est arrivé d'être confronté à un homme qui exigeait que son épouse, intégralement voilée, soit vue uniquement par une femme. Elle, elle avait l'air en bonne santé générale, et vivante. Je leur ai donc dit d'aller trouver une femme médecin en ville.

Mais je n'ai eu aucun problème avec des femmes voilées venant en consultation, jamais. À l'hôpital public, les patients peuvent être athées, chrétiens, bouddhistes, musulmans, voilés ou pas, juifs… Peu importe, notre devoir est de les soigner.

Pour rappel, j'exerce à l'hôpital public, en Seine-Saint-Denis, qui se trouve être le premier département d'accueil des immigrés en France[1]. C'est comme ça, c'est la vie. L'immigration, la population métissée de la Seine-Saint-Denis ou d'ailleurs, ce sont les racines de la France.

---

1. Source : étude de l'Observatoire du conseil départemental de la Seine-Saint-Denis, mars 2021.

Enfant d'une famille d'immigrés polonais de confession juive, je suis moi-même un petit bout des racines de ce pays.

La République, c'est justement faire en sorte que tous ces gens venant d'endroits complètement différents puissent vivre ensemble, travailler ensemble et coucher ensemble s'ils le souhaitent. Avec une société dont les principes tendent vers la liberté, l'égalité et la fraternité. Sans faire preuve d'angélisme. Nous ne sommes plus dans les Trente Glorieuses, les choses, la situation économique et sociale, ne sont pas forcément simples. Mais le service public, l'hôpital public, c'est cela. Et pour permettre de coexister, il y a notamment la laïcité.

Aux urgences de l'hôpital Delafontaine, dont le chef de service est donc juif, une grande partie du personnel est de confession musulmane, sans que cela ait jamais posé aucun problème. D'autres sont chrétiens, d'autres encore sans religion, avec toutes les nuances que notre société permet. Il n'y a aucun prosélytisme de la part de qui que ce soit, c'est de toute façon interdit et je veille à ce que cela soit respecté, même si je n'ai jamais eu véritablement à intervenir en ce sens. Une seule fois, j'ai dû faire face à la mauvaise volonté d'une interne et j'ai dû batailler pour qu'elle enlève son voile alors qu'elle savait pertinemment que les signes religieux sont interdits dans le milieu hospitalier. Elle a fini par céder de mauvaise grâce, ça n'a pas été une mince affaire. Mais ce genre d'histoire est exceptionnel, et je ne saurais même pas dire qui, parmi mon personnel féminin, porte le voile à l'extérieur. Je m'en aperçois en général tardivement et par hasard, tout simplement parce qu'elles ne laissent absolument rien paraître de leur pratique religieuse dans leur comportement professionnel. Et c'est très bien ainsi, le service public ne mélange pas les choses.

Lorsqu'il y a eu des attentats, les réactions du personnel n'ont laissé place à aucune ambiguïté. Aucune. Je tiens à le souligner fermement. Jamais je n'ai entendu quelqu'un, jamais on ne m'a rapporté des propos tentant d'excuser ces actes.

Ici, la question religieuse, la croyance ou l'absence de croyance des uns et des autres sont mises de côté, et chacun se respecte. Peut-être parce que nous avons tous le même objectif commun : la prise en charge inconditionnelle des patients.

Je considère, sur ce plan, que le fonctionnement de mon service est exemplaire : un collectif de professionnels qui gomment leurs différences et qui, lorsqu'ils travaillent ensemble, ne se revendiquent pas comme pratiquant telle ou telle religion, mais comme médecins, infirmiers ou infirmières, brancardiers, aides-soignants... Et je mets au défi quiconque voit œuvrer mon personnel féminin de savoir qui porte un voile ou non à l'extérieur de l'hôpital. Parce que, ici, tout le monde se parle normalement, ou rigole aux mêmes blagues, y compris lorsque celles-ci sont un peu crues.

Nous plaisantons même entre nous de temps en temps sur la religion, lors de moments de convivialité. Il m'est ainsi arrivé de manger des bonbons à la gélatine (de porc, me dit-on, mais je n'en crois rien) et, devant les foudres amicales d'une de mes collègues d'une autre confession que la mienne, mais elle aussi soumise aux mêmes interdits alimentaires, de lui répondre, hilare : « Ça va, tu n'es pas mon rabbin. »

De toute religion, de toute opinion, mais aussi de multiples origines. L'Égalité. Ainsi, parmi les personnels soignants, pourquoi y a-t-il beaucoup de médecins étrangers dans mon service (en réalité, quasiment tous les médecins de mon service ont passé leur diplôme à l'étranger, même si certains sont devenus français et occupent naturellement des postes de praticiens hospitaliers) ? Tout simplement parce que les autres ne veulent pas venir travailler au sein de cette première ligne de l'hôpital, pas assez prestigieuse, et extrêmement difficile. Et encore moins en Seine-Saint-Denis, chez les pauvres et les Français issus de l'immigration, dans un service où beaucoup de patients ont des difficultés à s'exprimer dans la langue nationale. En clair, les jeunes médecins français ne veulent pas venir travailler aux urgences de l'hôpital Delafontaine. À cause de l'image qui colle à la peau du département, et parce qu'ils craignent de se faire agresser, non pas dans l'établissement, mais sur le trajet qui les y mène.

Sur les réseaux sociaux, des jeunes médecins issus de la « bourgeoisie », bonnes âmes de gauche, la vraie, l'autoproclamée, me reprochent parfois un discours « anti-peuple ». Et pourtant, ceux qui sont les plus virulents à mon encontre exercent dans des endroits beaucoup plus cotés. Je les attends avcc plaisir dans mon service, dans ce département, puisque nous manquons de bras.

L'hôpital et la République, ce sont aussi, aux urgences, des personnels hospitaliers, majoritairement issus de l'immigration, habitant Saint-Denis ou d'autres villes du département. Et qui sont des gens normaux, qui travaillent, s'occupent des patients, rentrent chez eux, emmènent leurs enfants à l'école, dans ce département où ils vivent et les y élèvent. Ils sont brancardiers, infirmiers, médecins, assistantes sociales. Je déteste cette image caricaturale du jeune issu de l'immigration et qui va devenir soit footballeur, soit dealer.

Sans les médecins étrangers, sans ce personnel de « banlieue », mes urgences ne pourraient pas fonctionner. Et pourtant, d'aucuns considèrent (le public dans les bistrots quand on parle de l'hôpital, les patients, mais parfois aussi les collègues) que, parce qu'il s'agit de médecins étrangers, la prise en charge est moins bonne qu'ailleurs. Pourtant, ces praticiens sont du même niveau que tous les autres : croire le contraire relève de l'*a priori* et du fantasme.

Dans l'hôpital de la République, il y a aussi la fraternité. Il en va ainsi de l'aide médicale d'État de « droit commun », entrée en vigueur en janvier 2000, et mise en place à l'époque par le gouvernement de Lionel Jospin. Elle permet aux personnes sans papiers de bénéficier d'un accès aux soins, selon des critères bien précis : présence en France depuis plus de trois mois, pas de titre de séjour et pas de demande en cours, ressources ne dépassant pas un plafond annuel faible et précis. Par exemple, un sans-papier sur le territoire métropolitain doit avoir un revenu annuel maximum de 9 041 euros, et de 10 063 euros s'il est présent dans les DROM[1]. Autant dire que les revenus de subsistance de la plupart d'entre eux sont largement plus faibles que ça. Or cette aide ne donne pas accès à tout. C'est un « panier de soins », pour des prises en charge de cancers, de soins psychiatriques, de médicaments, et ce dans la limite des tarifs de la Sécurité sociale. Il ne s'agit en rien de « soins de confort ». L'AME de droit commun est accordée sur dossier pour une durée d'un

1. Source : ministère des Solidarités et de la Santé.

an éventuellement renouvelable (et ce renouvellement n'est pas automatique).

L'hôpital et la République, c'est aussi le devoir de ne pas laisser une personne malade aux portes de l'hôpital, ou une femme enceinte accoucher au seuil des urgences. Par ailleurs, dans le cas de quelqu'un qui vient avec une maladie contagieuse, il est bien évidemment de la responsabilité de n'importe quel soignant de ne pas le laisser repartir dans la nature. De plus, il vaut mieux prendre en charge une personne dont l'état de santé n'est pas encore trop dégradé que la laisser filer et devoir intervenir ultérieurement pour quelque chose de beaucoup plus sérieux qui coûtera évidemment considérablement plus cher. Un diabète, pris en charge sérieusement au début, pourra éviter une évolution vers des complications dont les conséquences médicales et sociales seront bien plus onéreuses pour la société. Une tuberculose – aujourd'hui maladie de la pauvreté et de la précarité – doit impérativement être traitée rapidement. On ne peut pas laisser, sous prétexte qu'elle n'aurait pas de papiers, une personne repartir ainsi malade dans la nature avec le risque de contamination. Et, au-delà de l'humanité, refuser ces soins serait non seulement contraire à mon serment de médecin, mais contribuerait également à la propagation de la maladie dans la population.

Cette aide médicale d'État n'est pas une charge insupportable pour la République. En 2021, c'est une enveloppe de 990 millions d'euros, qui devrait passer à 1 milliard en 2022[1]. Un gros chiffre ? Pas vraiment : l'ensemble des dépenses de santé annuelles prises en charge par l'Assurance maladie pour les assurés sociaux représente environ 200 milliards d'euros[2]. La part de l'AME, c'est donc 0,5 à 0,6 % du budget annuel des dépenses de santé. Ainsi, plus de 99 % des dépenses de santé annuelles ne sont pas pour les étrangers sans-papiers.

Par ailleurs, plus de la moitié des dépenses de santé au titre de l'AME sont faites en Île-de-France[3]. Autant dire que, dans le reste du pays, les urgences sont loin de crouler sous les demandes.

1. PLFSS 2022.

2. Source : Direction de la recherche, des études, de l'évaluation et des statistiques (DREES).

3. Données 2019 de l'IGAS.

Dans mon hôpital, aux urgences de Delafontaine, en Seine-Saint-Denis, les dépenses au titre de l'AME représentent 8 % des patients pris en charge. Les autres patients, 92 %, sont donc des assurés sociaux comme vous et moi.

Dans mon établissement, l'AME, c'est 14 millions d'euros par an, en partie couverts par l'Assurance-maladie. Je souligne en partie, car si une personne malade se présente, même sans entrer dans les critères du dispositif de « droit commun » – cela concerne par exemple les personnes présentes en France de manière régulière mais avec un visa de tourisme –, elle sera prise en charge, et ses soins remboursés à l'établissement, mais seulement partiellement au titre de l'AME « humanitaire ». Un nombre très faible de dossiers est accepté à ce titre, ce qui signifie que l'hôpital risque juste de ne pas être remboursé.

Et puis, nous prenons également en charge des personnes qui n'ont même pas la couverture de l'AME, parce qu'elles n'ont pas fait les démarches, n'y ont parfois même pas pensé, n'y comprennent rien, et ont tout de même besoin d'être soignées, parfois de manière urgente. Pour ces patients-là, les services sociaux de l'hôpital vont tenter de constituer le dossier, sans être sûrs qu'il sera accepté. Et pourtant, la personne sera soignée. Chiffrer ce qui risque de rester à la charge de l'hôpital est assez compliqué et variable d'une année sur l'autre, en fonction des cas...

Quant à prétendre que les étrangers viendraient spécialement en France pour avoir des soins remboursés à 100 % au titre de la solidarité nationale, c'est tout simplement faux. Que prend en charge l'AME ? Pas des soins de confort, mais des accouchements, des dyalises, des soins psychiatriques.

Éric Zemmour, candidat à la présidentielle, prétend supprimer l'AME. Si l'on supprime l'AME, cela signifie donc que l'hôpital Delafontaine, comme les autres hôpitaux qui prennent en charge les sans-papiers, ne verra plus les sommes engagées remboursées au titre des dépenses de santé. Dans la mesure où l'on continuera à accueillir tout le monde – c'est notre mission, et c'est aussi une obligation légale, pour ceux qui l'oublieraient –, cela ne conduira qu'à une chose : dégrader un peu plus les finances des hôpitaux, voire appauvrir certains établissements.

Les sans-papiers ne vivent pas dans des départements et des quartiers riches. La suppression de l'AME conduira donc, au-delà du côté inhumain et non éthique, à accentuer le déséquilibre entre les quartiers riches et les quartiers pauvres, entre les hôpitaux disposant d'importants moyens et les autres, entre les établissements publics, qui portent 59 % des dépenses au titre de l'AME, et les établissements privés dont la part des dépenses pour ce dispositif représente 5,9 %[1]. Le contraire de l'hôpital et de la République. Les établissements publics qui soignent les patients les moins riches seront donc impactés et ne pourront plus donner de soins de qualité aux populations les plus modestes d'assurés sociaux.

Au nom de la République, mais aussi peut-être en raison de ma propre histoire familiale, j'estime qu'il est de notre devoir de prendre en charge les migrants, les sans-papiers.

1. IGAS, 2019.

Chapitre 3

Histoire de famille

Je suis médecin, urgentiste. Et j'ai bien failli ne pas le devenir. Je suis né le 3 mai 1966. Mes parents, Maurice et Suzanne Wargon, sont issus d'une famille juive, arrivée de Pologne dans les années 1930.

Du côté de ma mère, mon grand-père a été déporté, il est mort à Auschwitz. La famille de ma grand-mère a été exterminée en Pologne. Je souligne ces points, car ils sont importants dans mon histoire, constituant une authentique chappe de plomb lourde à porter, un poids présent en permanence depuis mon enfance. Jusqu'à l'insupportable : tout le monde a fait un voyage à Auschwitz, véritable pèlerinage, moi pas. Je ne veux pas y aller. Non pas que je juge que ce n'est pas important. Au contraire, cela a peut-être un peu trop d'importance, cette idée permanente de la mort, cette histoire tellement horrible que, encore aujourd'hui, elle peut projeter une ombre sur la vie. Peut-être le poids de cette histoire est-il en partie la cause du suicide d'un cousin de ma mère, élevé dans le souvenir permanent de la Shoah et des morts.

Du côté de mon père, mes grands-parents ont eu la chance d'être épargnés. Une chance dont n'ont pas bénéficié les parents de deux cousines de mon père morts en déportation.

À tous ceux qui me traitent de bourgeois éloigné du peuple, je précise que je ne fais pas partie d'une famille de médecins de génération en génération, mais plutôt d'ouvriers, voire le niveau un peu en dessous : mon grand-père paternel était une sorte de ferrailleur. Ma grand-mère s'occupait de ses quatre enfants, trois fils dont mon père, et une fille. La famille habitait à Livry-Gargan, en Seine-Saint-Denis, déjà. À la maison, on ne parlait qu'en yiddish.

Mes parents n'ont pas fait d'études eux non plus. Ma mère était couturière, mon père électricien. Ils sont devenus marchands de journaux (et libraires disait mon père – OK, mais surtout marchands de journaux). Bien que de confession juive, ma famille n'était pas très pratiquante. Avec mes parents, nous fêtions Noël, mangions du porc à la maison, et mon père ne voyait aucun problème à ouvrir son magasin, en dessous de notre appartement à Bondy-Nord – encore la Seine-Saint-Denis ! –, le jour de Kippour.

J'ai vécu mon adolescence à Clichy-sous-Bois, où mes parents ont déménagé. Lors des vacances d'été, dans mon enfance, nous sommes souvent partis en famille en Israël. J'ai été membre un moment du mouvement de jeunesse juif Hashomer Hatzaïr, en quelque sorte des scouts sionistes de gauche. J'ai donc été élevé dans un milieu où l'identité juive – vraiment en tant qu'identité et histoire, plus que religion – est importante.

Côté scolarité, on ne peut pas dire que je me distinguais par mon assiduité. J'étais un élève moyen (pourtant, mes parents étaient persuadés que j'étais intelligent), parce que plus porté sur la procrastination (et le temps mis à rédiger ce livre montre que je n'ai pas beaucoup changé) et sur le « travail » devant la télé que sur le contenu ennuyeux de mes cours au lycée. J'ai redoublé ma seconde et finalement obtenu un bac, section scientifique, avec mention ras les fesses.

Je me suis même demandé si ce n'était pas une erreur, si ma copie n'avait pas été échangée avec celle d'un autre... D'ailleurs, le jour de l'affichage des résultats dans la cour du lycée, lorsque j'ai appelé mon père depuis une cabine téléphonique (eh oui, c'était les années 1980 !) pour lui annoncer que mon nom était dans la liste des « reçus », il m'a répondu : « Tu es sûr ? Retourne vérifier ! »

La suite ? Ayant une appétence pour la programmation et, il faut le dire, mes parents n'ayant aucune confiance dans mes capacités, je me suis d'abord tourné vers l'informatique, une année dans un établissement privé. Je m'y suis en fait particulièrement emmerdé. En parallèle, j'essayais de faire du théâtre au cours Simon, peut-être un avant-goût de la tournée des talk-shows et des plateaux télé... J'aimais bien le théâtre, mais c'était un peu trop superficiel à mon goût, j'ai eu le sentiment que ce n'était pas mon monde (et je crois qu'en plus, ma paresse m'a rattrapé là encore !).

Il fallait bien que je fasse quelque chose qui me rapporte de quoi vivre, n'ayant nullement l'intention de rester au crochet de mes parents et de me transformer en un Tanguy (qui n'existait pas encore, je sais bien que le film est sorti des années plus tard...).

J'aimais bien la science, la recherche, réfléchir, et je me suis inscrit à la faculté de médecine Necker à Paris. On pouvait choisir sa fac, à ce moment-là, et je me suis inscrit ici, non pas parce que je pensais que c'était la meilleure (ça l'était à l'époque, en tout cas c'est ce que tout le monde disait), mais parce que c'était le seul endroit où il ne fallait pas apprendre par cœur, et qu'il n'y avait pas de cours d'anatomie.

Pourquoi médecine ? Audacieux, vu mes résultats scolaires moyens, on m'avait d'ailleurs dit que je n'y arriverais pas parce que je ne travaillais pas assez. Mais je trouvais ça intéressant, pas tant de devenir médecin, plutôt d'étudier. Et puis, il y avait un côté héroïque, un peu aventurier qui m'a tout de suite plu, moi qui voulais travailler dans une organisation non gouvernementale ou en neurochirurgie. L'ONG, parce que je pensais que c'était ce qu'il fallait faire. Partir sur une crise, un conflit à l'étranger, c'était donner un sens à mon engagement de médecin, et un peu se placer en « sauveur » de l'humanité. Quant à la neurochirurgie, je trouvais qu'opérer le cerveau devait être absolument fascinant (amis neurochirurgiens qui n'acceptez jamais de patients dans vos services, j'ai largement changé d'avis !).

J'ai raté ma première année (oui, j'ai fait une impasse...). J'étais en fait sur une liste d'attente, et n'ai pu bénéficier du désistement de quelqu'un qui se serait orienté vers dentaire...

La deuxième tentative a été la bonne. Déjà grande gueule, je suis également assez rapidement devenu délégué étudiant. Un choix plus conduit par mes hormones que par une quelconque idéologie. Ayant eu l'audace de m'opposer assez vertement à un professeur qui voulait virer de son cours une fille que je trouvais très jolie, j'ai été convoqué par la directrice de mon unité de recherche et de formation (UFR). Le professeur de médecine voulait ma tête. Je n'avais pas l'intention de me laisser faire, et avais besoin, pour cela, de l'immunité que pouvait me conférer un porte-parolat dûment officiel. Je me suis présenté aux élections et ai été élu, ce qui m'a conduit d'ailleurs à organiser une grève, un après-midi, lors du mouvement de novembre-décembre 1986 contre la loi Devaquet[1].

L'exercice m'a plu. Je me suis découvert une petite âme de tribun, et suis resté un représentant de l'aile gauche des étudiants en médecine (du coup, pas très à gauche) de ma promo jusqu'à ma sixième année.

Mes études m'ont conduit aux urgences. Pour la diversité, l'école permanente qu'est ce service qui n'en était pas vraiment un au départ. Celui qui a d'abord été le réceptacle des patients de l'hôpital dont on ne savait pas trop quoi faire, puis le service dédié à la traumatologie, aux accidentés de la route.

Avant cela, ma carrière commence dans la recherche, mon autre passion, aux côtés d'un

1. Projet de loi porté par le ministre de l'Enseignement supérieur Alain Devaquet, visant à instaurer une sélection à l'entrée de l'université. Ce texte entraînera une très forte mobilisation à l'initiative des syndicats étudiants, puis des lycéens. Le projet sera finalement retiré, et le ministre démissionnera, après des affrontements violents avec les forces de l'ordre, et la mort de Malik Oussekine, tabassé par deux policiers voltigeurs motorisés, dans la nuit du 5 au 6 décembre 1986, dans une cage d'escalier de la rue Monsieur-le-Prince à Paris.

pharmacologue de l'hôpital Necker, travaillant sur la physiologie de l'hypertension artérielle. Je suis alors médecin délégué au centre d'investigation clinique de l'hôpital. Quand je dis que la recherche, l'expertise, est mon autre passion à côté des urgences, c'est que même mon service national, je l'ai fait dans un laboratoire militaire de recherche. Mais tous mes stages cliniques, je les ai faits aux urgences ou en réanimation.

En 1997, si je pars dans le privé, l'industrie pharmaceutique, ce n'est pas tant par choix que par déception. Comme à de nombreuses reprises dans ma vie, on m'a fait miroiter un poste d'hospitalo-universitaire, que je n'ai pas eu. J'exerce donc pendant trois ans pour le grand capital, comme médecin chef de projet chez Bristol-Myers Squibb. Puis dans la publicité médicale pour Ogilvy Healthcare pendant une année.

J'aurais pu rester dans ce domaine et gagner probablement beaucoup d'argent. Mais ce n'était pas mon monde, à vrai dire, je m'y emmerdais aussi et il aurait fallu que je m'assagisse. Et les urgences, leur rythme, leur ambiance, le principe même de leur mission qui correspondait beaucoup plus à ce que j'étais moralement me manquaient trop. En novembre 2001, j'intègre les urgences du CHU[1] d'Avicenne à Bobigny – revoilà la Seine-Saint-Denis – en tant qu'assistant, puis praticien hospitalier contractuel, puis praticien hospitalier (PH), jusqu'à ce que je rejoigne les urgences de l'hôpital Bichat à Paris.

En janvier 2010, je prends pour sept ans la tête des urgences de l'hôpital Saint-Camille de Bry-sur-Marne (Val-de-Marne), avant de devenir chef des urgences de l'hôpital Delafontaine en 2017, le poste que j'occupe actuellement. Venir à Delafontaine était pour moi un défi – on m'avait vendu que c'était un service très compliqué – et aussi un devoir moral : travailler auprès de celles et ceux qui en ont le plus besoin. Et j'y suis bien. J'aime mon métier, mon service et ses personnels.

---

1. Centre hospitalier et universitaire, établissement ayant à la fois une mission de soins, d'enseignement et de recherche.

Chapitre 4

Toujours plus ?

Près de trente ans que je travaille à l'hôpital. Et près de trente ans de rapports, de réformes, pour une institution qui semble en crise perpétuelle. Des mouvements de grèves et des mobilisations récurrentes, le dernier en date étant celui impulsé par le collectif Inter-Urgences début 2019, avec un leitmotiv commun : plus de moyens, plus de lits.

Toujours plus ? En fait, les choses ne sont pas si simples. Les politiques menées, que ce soit par la droite ou la gauche, l'ont bien été dans un sens de rationalisation des dépenses, parfois trop puisque l'hôpital public n'est pas et ne sera jamais une entreprise. Pas par idéologie, mais par pragmatisme : tout simplement parce qu'il n'y a pas de balance coûts/bénéfices et que l'institution hospitalière n'est pas faite pour gagner de l'argent. Oui, la santé, ça coûte cher, mais, comme on dit, ça n'a pas de prix.

Au-delà de la question des moyens, le sujet auquel personne ne semble vouloir réellement s'attaquer est celui de l'organisation. La porte de l'hôpital, ce sont donc les urgences, qui fonctionnent vingt-quatre heures sur vingt-quatre et sept jours sur sept quand les autres services – hors réanimation, chirurgie, radiologie – tournent selon des horaires de bureau.

Ce système pouvait fonctionner il y a trente ans. Aux urgences, même ouvertes la nuit, le rythme se calmait entre 2 heures et 6 heures du matin et il n'était pas rare, pour les médecins qui étaient de garde, de pouvoir aller se coucher quelques heures.

Sous l'effet de la désertification médicale en ville, de la position centrale de l'hôpital dans le système de soins, du fait que les urgences soient aujourd'hui devenues le réceptacle de tout ce qui dysfonctionne dehors – tant sur le plan médical que social –, ce n'est désormais plus vrai. Le rythme est permanent, effréné, sans temps morts. Comment pourrait-il en être autrement avec plus de 20 millions de passage chaque année dans nos services, contre 10 millions en 1996[1] ?

Jusqu'au début des années 1990, la file active des urgences représentaient 30 % à 40 % des patients de l'hôpital. Celle-ci n'a cessé de s'accentuer pour en représenter aujourd'hui 70 %. Alors forcément, ça coince.

Les urgences ont besoin d'hospitaliser des patients H24, quand le reste des services travaillent avec le principe des soins programmés. L'une des causes majeures de désorganisation des services d'urgences, c'est l'attente des patients pour une hospitalisation. La première cause extérieure de désorganisation des services d'urgence, c'est l'hôpital lui-même. En général, quand un service d'urgence marche mal, c'est parce que l'hôpital n'accueille pas les patients des urgences dans de bonnes conditions. Si je passe deux heures au téléphone à me battre pour faire hospitaliser un patient en cherchant à le « caser » d'un service d'étage à l'autre, puis dans d'autres établissements en élargissant peu

1. Source : Panorama 2018 des établissements de santé établi par la DREES.

à peu le rayon de mes recherches, et en insistant jusqu'à ce que quelqu'un finisse par me répondre de manière positive, je ne les passe pas à faire de la médecine auprès des autres patients. En langage simple, version slogan, cela débouche sur la formule suivante : « On n'a pas assez de lits. »

Dire qu'il y a suffisamment de lits partout serait extrêmement simpliste et faux. Aussi simpliste que l'attitude qui consiste à balancer sur les plateaux « les gouvernements successifs ont fermé 27 000 lits dans les hôpitaux depuis 2013[1] ».

Dire « On a fermé XXX lits », avec cette image en tête de couloirs remplis de chambres vides n'a aucun sens. Oui, il y a eu des économies à la calculette, sans objectifs qualitatifs, qui n'auraient pas dû être faites. Mais peut-être aussi que l'hôpital n'a pas su s'adapter, en interne, à un double mouvement : d'un côté, la chirurgie programmée a de moins en moins besoin de lits, puisqu'une grande partie des interventions se gèrent désormais en soins ambulatoires

1. Chiffre tiré d'une note de la DREES publiée en septembre 2021.

(sans hospitalisation, le patient entre et sort dans la même journée), alors que, de l'autre, les services d'urgence ont, eux, de plus en plus besoin d'hospitaliser et donc... de lits. Sauf qu'il n'y en a plus, puisqu'ils ont été réduits – à raison – pour la chirurgie programmée... Ce faisant, nous sommes à l'os, et nous n'avons plus aucune marge de manœuvre en cas de crise, crise que nous avons hélas connue avec ces deux années de pandémie. C'est ainsi qu'on a déprogrammé tous les patients hors Covid, car les places sont tellement limitées qu'il était impossible de faire autrement. Et les répercussions sur la santé de ces patients ont été terribles : pertes de chance, cancers tardivement dépistés, opérations importantes repoussées de plusieurs mois.

Une réforme a accéléré le mouvement : la « tarification à l'activité » (T2A), généralisée en 2008[1], qui contraint les services à faire « tourner les lits », même s'il est toujours compliqué d'y placer des patients issus des urgences. Avant

1. La tarification à l'activité, mise en place au travers du plan « Hôpital 2007 », instaure un calcul des ressources à partir d'une mesure de l'activité produite. Source : ministère des Solidarités et de la Santé.

cette réforme, l'hôpital recevait un budget de fonctionnement global, quelle que soit son activité. La tarification à l'activité a consisté à payer, et donc à attribuer le budget, en fonction des pathologies traitées, selon un forfait compliqué et variable d'année en année. Pour faire court et en clair, il fallait désormais justifier à quoi servait le budget, celui-ci étant ensuite déterminé en fonction de l'activité réelle de tel ou tel service, et de tel ou tel hôpital.

Le problème de cette réforme, c'est qu'elle revient à dire : vous avez fait telle et telle opération, tel et tel examen, donc, vous avez eu tant de jours d'hospitalisation, et de cela, les administratifs déduisent le nombre de lits qui serait attribué à chaque service – en gros toujours moins puisque, entre l'ambulatoire et la rapidité accrue des examens... nous allons beaucoup plus vite qu'avant. Il y a vingt ans, par exemple, un bilan en rhumatologie prenait une semaine. Une admission le lundi, un scanner le mardi, des résultats le mercredi, un éventuel geste le jeudi, puis le patient ressortait le vendredi. Aujourd'hui, tout se passe dans la même journée, voire complètement en ambulatoire.

À titre personnel, je me suis fait opérer du poignet il y a vingt-cinq ans, à cause d'une chute à scooter. J'ai été hospitalisé plusieurs jours après l'opération. Je suis tombé sur l'autre poignet en 2020 (une chute de moto ce coup-ci, entre-temps, j'ai passé le permis) et, pour la même fracture, je suis entré un matin vers 8 heures pour sortir le même jour à midi. Si on multiplie par le nombre de patients opérés ce jour-là dans les mêmes conditions ambulatoires, on voit rapidement l'économie de journées d'hospitalisation et donc de lits.

Là où une coloscopie donnait lieu à trois jours d'hospitalisation, le patient entre le matin et sort en début d'après-midi. Cela signifie qu'il y a, mécaniquement, moins de journées d'hospitalisation, et donc moins de besoins en lits. Et donc moins de lits attribués par l'administration à chaque service. Tout cela devrait fonctionner comme ça... sauf s'il y a une arrivée massive de personnes à hospitaliser aux urgences... Parce que là, forcément, ça coince.

Il faut que nous trouvions collectivement une autre façon de procéder, car le système doit fonctionner différemment. Dans les cas que je viens de citer, cela veut dire plus de lits en hôpital de jour, et donc une gestion différente, qui nécessite aussi moins de personnel, une seule équipe en journée puisque cette activité-là s'arrêtera à 17 heures... Problème, et je le redis, les urgences, elles, ont besoin d'hospitaliser des patients par définition non prévus et pas prévisibles, et ce, vingt-quatre heures sur vingt-quatre et sept jours sur sept, comme une jeune femme renversée par une voiture à 23 heures, ou la personne âgée retrouvée sur le carrelage de ses toilettes deux jours après avoir chuté sans pouvoir se relever, et que les pompiers nous amènent déshydratée, désorientée, blessée dans sa chute.

Se contenter de dire rapidement : « On a fermé tant de lits, c'est scandaleux », sans fournir ces explications, n'a donc pas beaucoup de sens.

Je me plains chaque jour du manque de lits pour mes patients âgés qui arrivent aux urgences. Je me plains également de ne pas trouver de lits pour ceux ayant une pathologie qui ne rentre pas dans une spécialité précise, ou qui dépendent de plusieurs spécialités (pneumologie, cardiologie, diabète par exemple). Et, tel un effet dominos, l'engorgement se répercute d'un bout à l'autre de la chaîne. Ainsi, mes collègues de l'hospitalisation, les services d'étage, eux, se plaignent du manque de lits et de souplesse de « l'aval de l'aval », c'est-à-dire les structures de soins de suite et de réadaptation (ce que l'on appelait avant la « maison de repos » ou de « convalescence »).

L'hôpital, vieille et belle institution, fonctionne comme un paquebot. Il n'est pas simple de le faire changer de cap. Il y a aussi les archaïsmes. L'hôpital a en son sein une sorte de régime féodal, avec des baronnies, des chefs de service qui ont un territoire qu'ils défendent. Ce territoire est plus ou moins grand, et se compte... en nombre de lits. C'est la raison pour laquelle il peut y avoir encore aujourd'hui des services de spécialité en centre hospitalier universitaire (CHU) qui ne sont jamais pleins, quand, juste à côté, dans le même établissement hospitalier, le service de médecine interne qui reçoit les patients des urgences déborde en permanence. Par exemple, un de mes collègues, chef de service des urgences, exerce dans un CHU qui bénéficie de quatre fois plus de lits que mon hôpital, tous services confondus. On pourrait donc se dire qu'il a de la place pour ses patients non programmés. Dans la réalité, j'ai dans mon établissement un nombre de lits disponibles pour mes patients potentiellement plus importants que lui, pour des questions d'organisation interne, et parce que dans son CHU, il lui est très difficile d'hospitaliser ses patients dans les services de spécialités qui les refusent. En clair, vous pouvez avoir des centaines de lits dans les services spécialisés d'un hôpital, si vous êtes confrontés à la mauvaise volonté d'un chef qui veut les garder pour ses patients à lui et ne pas prendre ceux des urgences, vous serez coincés et devrez vous battre, ou chercher de la place ailleurs…

Comble de l'absurde : si les urgences de plusieurs hôpitaux du même secteur se retrouvent au même moment coincées par ce problème de lits, une concurrence s'engage, sorte de course de vitesse, pour être les premiers à attraper les places nécessaires au placement de nos patients en dehors de nos établissements, dans les cliniques environnantes.

Ce n'est donc pas seulement une question de moyens de manière générale. Le vrai sujet est plutôt à quel endroit on les met. Il ne manque pas des lits partout. Il y a des endroits où il faut en enlever, d'autres où il faut en remettre. Et ce manque de lits, comme je viens de le décrire, conduit aussi à une externalisation de l'hospitalisation, les établissements hospitaliers gardant les patients les plus lourds, et envoyant les plus jeunes et les plus faciles à prendre en charge vers les cliniques qui les acceptent plus facilement. Ainsi, il est effectivement plus simple, lorsque les places manquent, de faire accepter à une clinique du coin une patiente de mes urgences, jeune, victime d'une pneumonie sans complication particulière, qui ne nécessitera qu'une hospitalisation de quelques jours, plutôt qu'une personne âgée dont la prise en charge sera plus longue, demandera plus de soins, et qui aura plus de difficultés à rentrer rapidement et seule à la maison. La concurrence peut être rude : dans mon établissement précédent, c'était la course le matin pour préempter les places entre services d'urgences.

La France est l'un des pays du monde où il y a le plus de lits par habitant (5,8 pour 1 000 habitants, juste derrière l'Allemagne qui en compte 7,8 pour 1 000 habitants, et loin devant les États-Unis, 2,8, ou encore le Royaume-Uni, 2,4 lits pour 1 000 habitants)[1]. C'est donc qu'on

1. Source : OCDE, 2020.

s'organise mal. Mais dire cela, c'est être considéré comme l'ennemi, immédiatement accusé de vouloir supprimer des moyens... La revendication systématique de « plus de moyens », qu'elle émane des syndicats ou des baronnies, révèle en fait une volonté de ne pas changer de manière de fonctionner.

L'hôpital est en crise et manque de moyens parce qu'il s'occupe de tout ? A-t-on véritablement fait un audit de tous les soins qui pourraient être externalisés ? Sans doute non. L'une des raisons tient à cet hospitalocentrisme. J'avais évoqué publiquement l'idée que le traitement d'un pied diabétique (en diabétologie) pouvait être externalisé. J'ai reçu un mail furieux d'un professeur de médecine, qui ne m'expliquait pas dans son argumentaire pourquoi il était absolument nécessaire d'hospitaliser le patient, mais qui affirmait tout simplement : « Nous, à l'hôpital, nous sommes meilleurs qu'en ville. »

En haut de cette institution, il y a les directions d'hôpitaux auxquelles on demande de faire des économies et qui, pour ce faire, lancent des réorganisations, qui pourraient se traduire par une répartition des moyens, sans aboutir forcément à une addition négative. Mais le message revient systématiquement à dire « Ce sera moins », ce qui accentue les tensions avec des gens qui, de toute façon, ne veulent pas que cela change, pour que chacun reste le roi dans son pré carré plus ou moins important.

Et ces directeurs d'hôpitaux n'ont pas les coudées franches. Ils doivent répondre de leurs décisions devant les agences régionales de santé. Pour un directeur d'hôpital, aller contre l'ARS, c'est mettre en jeu sa propre carrière.

La crise de l'hôpital, c'est aussi son management. Les managers de l'hôpital n'en sont pas et pourtant on voudrait les faire passer pour tels alors que, je le redis, l'hôpital n'est pas une entreprise. Les managers de l'hôpital ont passé un concours à 20 ans à l'École des hautes études en santé publique (EHESP), ou sont des infirmières devenues cadres, ou des médecins « qui sont montés en grade » (en fait qu'on a désignés) pour devenir chefs de service. Mais personne n'est véritablement manager. Et ça fonctionne mal.

Chacun se bat à son niveau pour pouvoir travailler correctement avec suffisamment de matériel. Les bons travailleurs ont normalement de bons outils, ce qui à l'hôpital n'est pas forcément le cas. Ce n'est pas forcément aux médecins (enfin, ça se discute) de diriger l'hôpital, mais il faut qu'il y ait une certaine horizontalité et qu'il y ait une meilleure écoute du terrain et des besoins.

L'hôpital va mal, comme un énorme paquebot, qui, au fil des années, a vu s'empiler les couches administratives, les postes de décisions, les fonctionnements en silos. Même s'il y a, et je n'en doute pas, besoin de moyens supplémentaires ici ou là, la machine est grippée, aussi par sa bureaucratie. Tout y est lent. Faire mettre le Wifi dans le service peut prendre deux ans. Décider de refaire les peintures peut prendre des mois. Et si l'hôpital va mal, on fait un Copermo, pour « Comité interministériel de performance et de la modernisation de l'offre de soins ». L'ARS va éplucher les comptes et regarder où il dépense trop par rapport aux endroits où l'on dépense moins. Sans forcément prendre en compte la qualité, sauf celle de la bureaucratie qui se mesurera en nombre d'heures passées en réunion, en tableaux Excel, en protocoles ! Au point que cette bureaucratie finit par se nourrir d'elle-même.

Le résultat global, c'est que, à l'hôpital public, on passe plus de temps à se battre contre le système pour qu'il fonctionne normalement qu'à essayer de faire de la bonne médecine. Et ce, à tous les niveaux, de l'agent de service au médecin-chef. L'hôpital est tombé dans la médiocrité, et provoque la fuite de ses meilleurs éléments. J'ai vu des gens brillants s'éloigner de leur métier parce qu'ayant de plus en plus l'impression de s'épuiser pour faire de l'à peu près. Partir quand on n'en peut plus de cette situation, c'est tout simplement chercher à retrouver du sens à sa mission de médecin ou d'infirmière. J'ai vu des chirurgiens fuir vers des cliniques pour des raisons d'organisation, des internes expliquer que « les urgences, plus jamais, j'ai l'impression de faire de l'abattage », et des urgentistes préférer se diriger vers des soins sans rendez-vous, soins immédiats (sortes d'urgences sans hôpital ouvert seulement en journée) en maison médicale de garde par exemple. Tout bonnement parce que, disent ces professionnels passionnés, ils redécouvrent enfin le plaisir de soigner dans des conditions normales, et avec le temps nécessaire à la prise en charge d'un patient.

Chapitre 5

L'argent, c'est sale

L'hôpital ne doit pas être une question de moyens, puisque l'argent, c'est le capitalisme, que la santé n'a pas de prix, et que si l'on demande plus de moyens, c'est toujours au service du patient. Ça aussi, c'est simpliste. Déjà, lorsque l'on réclame des moyens, je comprends tout à fait que dire « C'est pour le patient » fait toujours du bien à la conscience et permet de couper court à toute discussion. Mais non, si on réclame des moyens, c'est pour pouvoir travailler dans de bonnes conditions et faire de la bonne médecine. Pour le patient certes, mais il arrive en bout de chaîne et subit avant tout nos mauvaises conditions de travail et notre désorganisation.

Alors, non, l'argent, ce n'est pas forcément un truc sale. Il en faut pour l'hôpital. Mais c'est l'argent de l'État, des impôts, des citoyens, et donc le nôtre. On ne peut pas en faire n'importe quoi, et c'est pour cette raison qu'il y a des prévisions de dépenses.

Je suis médecin urgentiste, pas économiste, et je dois reconnaître que je suis assez nul en la matière. Mais tout de même, si je pense qu'il est nécessaire de remettre la médecine et l'avis des paramédicaux dans la direction d'un hôpital, il faut également reconnaître une chose : tout le monde médical à l'hosto râle aussi contre les décisions de la « technocratie » parce qu'il n'a jamais voulu s'en mêler, et surtout pas se pencher sur la question des finances ; l'argent, c'est sale, la médecine, c'est noble.

Intéressons-nous par exemple à l'Ondam, pour Objectif national des dépenses d'assurance maladie, créé par ordonnance le 24 avril 1996. Pour faire simple, l'Ondam, fixé annuellement par la loi de financement de la Sécurité sociale (LFSS), définit un plafond de dépenses de santé annuel. Et permet de mesurer chaque année si les objectifs de dépense ont été respectés ou pas.

L'Ondam, jusqu'en 2010, était systématiquement dépassé chaque année, il n'y avait donc pas de verrouillage mais un déficit, et considérer que la vis était systématiquement serrée par principe par les méchants libéraux relève du fantasme, ou de l'aveuglement idéologique. Entre 2010 et 2019, l'Ondam a été respecté. Les dépenses ont même été moindres que l'objectif fixé, ce qui joue évidemment sur l'objectif de l'année suivante, puisqu'on ne va pas donner 100 lorsque 50 ont suffi durant plusieurs années. Les Français ont le droit de savoir ce que l'on fait de leurs impôts, et je me demande bien qui accepterait que l'on dépense sans compter, juste parce qu'il s'agirait de l'hôpital et de ses héros.

En 2019, l'Ondam pesait 200,3 milliards d'euros, une somme quasi respectée puisque rectifiée finalement à 200,4 milliards. Pour 2020, l'objectif a donc été relevé à 205 milliards pour couvrir l'augmentation des besoins, au regard des dépenses réelles de l'année précédente.

Patatras ! le Covid est arrivé. Et comme il a bien fallu faire face et prendre en charge tout le monde, l'Ondam a explosé : au lieu des 205 milliards prévus, le compteur a été rectifié à 218 milliards, puis fixé pour 2021 à 6 milliards d'euros supplémentaires (pour finir à plus de 238 milliards d'euros de dépenses réelles). Quand nécessité fait loi...

Cet Ondam, c'est essentiellement les hôpitaux et les dépenses de médecine de ville – le fameux amont. Sur les 200,4 milliards de 2019, les soins en ville et les établissements de santé représentent 86,8 %. L'hôpital seul (public comme privé ou semi-privé), c'est plus de 41 % de l'objectif.

Pour 2022, l'Ondam est fixé à 236,8 milliards d'euros, légèrement au-dessus de l'objectif initial et légèrement en deçà des dépenses réelles en 2021. Pas assez ? En fait, le niveau de l'Ondam d'une année sur l'autre n'a jamais été aussi élevé en vingt ans.

Est-ce scandaleux ? Pas forcément. L'hôpital doit aussi être capable d'améliorer son organisation. Il y va de l'efficience de notre institution hospitalière.

En fait, on en revient toujours à la même problématique : la répartition des moyens, l'organisation du système de santé. Et la vraie question à se poser : l'hôpital public doit-il absolument rester le centre névralgique de tout le système de soins en France ?

Chapitre 6

Trop vieux pour les urgences ?

Les urgences, c'est très mauvais pour la santé des personnes âgées. Si, si, c'est vrai. Le sujet est récurrent, les familles se plaignent que leurs aînés sont mal pris en charge.

Mais au fait, qu'est-ce qu'une personne âgée pour l'hôpital ? Quand j'étais interne, on considérait que la personne âgée, c'était quelqu'un de plus de 65 ans. Dans les services gériatriques, sur le papier, c'est plus de 75 ans. Dans la réalité, on est souvent au-delà de 80 ans. Aux urgences, le patient âgé, c'est un peu comme beaucoup d'autres choses : les services font office de déversoir pour ce que l'amont ou l'aval ne peuvent ou ne veulent pas faire.

Nous avons plusieurs profils pour ces patients. Ceux qui arrivent parce qu'ils décompensent un épisode aigu, pulmonaire ou cardiaque. Et puis, il y a la crise qui survient sur une affection chronique. Ou encore l'altération de l'état général, ou AEG dans notre jargon. On ne sait pas pourquoi tout d'un coup arrive ce syndrome de glissement vers la dégradation de l'état de santé, où un peu tout se met à dysfonctionner. 75, 80, 85 ans, les patients atterrissent aussi parfois aux urgences en raison d'un maintien à domicile difficile : la personne commence à glisser vers la démence, la famille n'en peut plus, les aides à domicile arrivent au bout de ce qu'elles pouvaient faire... Il n'y a pas d'autre solution de garde, alors on trouve une pathologie, ce qui n'est pas bien compliqué avec une personne âgée, et direction l'hôpital via les urgences.

Il faut savoir que 50 % des personnes âgées qui arrivent aux urgences nécessitent une hospitalisation, alors qu'en moyenne générale, cela concerne environ 20 % de nos patients.

Le problème, c'est qu'il n'y a pas assez de places dans les services de gériatrie, et que les familles n'aiment pas ces services : « C'est un mouroir, il n'y a que des vieux », disent certaines. Certes, mais c'est un peu le principe, de même qu'il n'y a que des cancéreux en cancérologie... « Les infirmières s'occupent mal de mon père ou de ma mère. » Mais les infirmières ont beaucoup de patients, quand chaque famille voudrait avoir à disposition une infirmière dans le service. Les familles ont aussi parfois des désirs cachés, entre celles qui manifestent un attachement frisant le déni du début de la fin, et celles qui nous demanderaient presque d'en finir au plus vite.

Par ailleurs, toutes les personnes âgées ne requièrent pas d'être systématiquement orientées en gériatrie. Les gens autonomes qui arrivent chez nous pour un problème de santé, même à 70 ou 80 ans, ont juste un problème de santé comme n'importe qui d'autre, sauf à vouloir considérer que la vieillesse est une maladie.

Une monopathologie chez un patient âgé bien intégré, ce n'est pas de la gériatrie. Un problème gastroentérologique chez un patient de 80 ans reste un problème gastroentérologique quand la gériatrie est prévue pour des personnes polypathologiques, des patients complexes avec une implication sociale : besoin d'aide à domicile, voire de trouver un Ehpad – un établissement d'hébergement pour personnes âgées dépendantes, dont le modèle fait débat.

La réalité, c'est que les autres services ne veulent plus voir de vieux. Parce que la charge en soins est importante, qu'ils vont « plomber » la DMS – doux acronyme qui signifie durée moyenne de séjour, laquelle vise à mesurer l'activité d'un service –, qu'il va falloir prévoir des soins de suite... Mais surtout, et ce n'est pas dit, parce que ces patients-là n'intéressent pas.

Et c'est là que le parcours du combattant et la bataille des lits recommencent. La cardiologie va dire que le problème est pulmonaire, la pneumologie que c'est cardiaque, et la partie de ping-pong peut durer. Pendant ce temps, le patient, qui ne peut souvent pas rester trop longtemps debout ou assis, attend, allongé sur un brancard. Et plus cela dure, plus son état se dégrade. Tout simplement parce qu'aux urgences, il n'y a pas vraiment de jour ou de nuit. Il y a de l'activité tout le temps, du stress, du bruit, du passage en permanence. Pour quelqu'un qui a des problèmes de sommeil, peut avoir tendance à perdre le rythme nocturne/diurne, c'est déboussolant. Si cela dure trop, c'est l'UHCD, unité d'hospitalisation de courte durée, un service d'hospitalisation aux urgences à l'origine prévu pour des séjours très courts, qui prend en charge. Mais l'UHCD, ce sont encore les urgences et ce n'est pas forcément adapté. Pensée pour être un lieu entre les urgences et l'hospitalisation, une sorte de zone d'attente plus confortable qu'un brancard, l'UHCD, comme son nom l'indique, est censée être un endroit de court séjour. En fait, des personnes âgées y vivent leurs derniers jours et y décèdent. Les personnels des UHCD ont appris à faire du palliatif, et le font bien, sur le plan médical comme sur le plan humain. Parce qu'il fallait bien trouver une solution, et que lorsque personne ne veut s'en charger, une fois encore, les urgences sont là. Mais est-ce acceptable ?

L'institution le sait bien, il y a même des statistiques mesurant l'impact du passage à l'hôpital sur l'état de santé du patient âgé[1]. Au

1. Voir à ce sujet l'étude de la DREES, « Les personnes âgées aux urgences, une santé plus fragile nécessitant une prise en charge plus longue ». « **Les passages aux urgences récurrents des personnes âgées constituent une catastrophe à la fois humaine** (les passages aux urgences tendant à désorienter les patients), **médicale** (l'inadaptation des prises en charge contribuant à dégrader l'état de santé des malades) **et**

point d'ailleurs qu'il existe désormais des protocoles pour les fractures du col du fémur, afin d'opérer et de relever le patient le plus rapidement possible, tout simplement parce que l'on sait que le séjour à l'hôpital peut être délétère. La mortalité augmente, des patients qui avaient toute leur tête en arrivant deviennent confus. À cause du rythme du service qui fait perdre les repères.

Mais au lieu d'accélérer les choses en prenant directement en charge le patient, les services d'étage vont en général demander aux urgences de faire une batterie d'examens complémentaires, pas nécessaires dans tous les cas. On pourrait faire les choses de manière simple, l'infirmière organisatrice de l'accueil (IOA) pourrait prendre une décision d'hospitalisation pour la personne qui est tombée toute seule chez elle, et qui a été découverte après avoir passé deux jours au sol.

---

pécuniaire (les ruptures dans les parcours de prise en charge des personnes âgées tendant au total à allonger les durées de séjour) », peut-on également lire dans le rapport d'information sénatoriale Cohen, Génisson et Savary sur les urgences, rendu public en juillet 2017.

Si le patient relève effectivement de la gériatrie et qu'il y a dans l'établissement un service performant, les choses vont bien se passer. Dans le cas contraire, les ennuis commencent. D'autant plus que, au-delà de la question du confort, la prise en charge médicamenteuse d'une personne âgée est également complexe. C'est une ligne de crête qui peut, en fonction de la molécule et du dosage, provoquer une bascule vers une aggravation. Le fameux bénéfice/risque que tout médecin connaît vis-à-vis de son patient est un point d'équilibre encore plus complexe ici.

Il est intéressant de constater que, à Saint-Denis, il y a parfois moins de problèmes avec les patients âgés : beaucoup de familles originaires du Maghreb ou du sud de l'Afrique veulent garder leurs anciens le plus longtemps possible à domicile et en bonne santé. Vivre avec eux tombe sous le sens. Alors que, dans notre culture, rappelons que certaines personnes ont jugé durant la crise du Covid-19 que, après tout, le virus n'était pas grave, puisque seuls les plus âgés en mouraient...

Chapitre 7

Hôpital : combien de divisions ?

Lorsque je parle de système féodal et de baronnies, je parle de la question du management à l'hôpital. Les termes fonctionnement et organisation en « silos » ne sont pas trop forts. C'est une véritable usine à gaz qui fait, intrinsèquement, que cela ne peut que mal fonctionner.

Alors, comment se passe le « management » d'un service, terme très entrepreneurial. Il y a plusieurs catégories de personnel dans un service. Avec une seule direction ? Eh bien pas vraiment. Pas du tout même. Le personnel administratif dépend d'une direction administrative, les paramédicaux d'une direction des soins infirmiers, les femmes de ménage pour partie de la direction des ressources humaines, pour une autre de la direction des soins infirmiers, sans parler de celles qui viennent d'entreprises sous-traitantes...

Les médecins, en ce qui les concerne, ont le droit de faire ce qu'ils veulent dans le service, puisque le code de déontologie les rend indépendants pour ce qui relève de leur responsabilité et de leurs prescriptions.

Je suis chef de service et, hiérarchiquement, je n'ai aucun pouvoir sur toutes ces personnes qui sont payées en fonction de leur statut, de leur grade, de leur ancienneté, autant de critères sur lesquels je n'ai pas la main. Légalement, aucun de ces professionnels n'est tenu de m'obéir. Les finances ? Ce n'est pas moi qui les gère, et je ne peux faire aucun projet sans demander l'aval d'à peu près tout le monde. J'ai, au-dessus de ma tête, un chef de pôle censé gérer les moyens, sachant que la plupart des pôles qui peuvent regrouper plusieurs branches et plusieurs services ont été constitués un peu sur un coin de table, sans que leur constitution ait été forcément guidée par une quelconque logique médicale. La création des chefs de pôle, innovation de la loi hôpital, patients, santé, territoires de 2009 (loi HPST – une de plus – qui découle elle-même de la politique de révision générale des politiques publiques, la RGPP), était censée s'accompagner de la suppression des chefs de service. Il n'en est rien et, en fait, on a juste ajouté une couche supplémentaire.

Il y a, à l'hôpital, tout un vocabulaire de management qui a été mis en place et, soi-disant, un mode de gestion « entreprise privée ». La première chose du mode de gestion des entreprises privées – dont j'ai une petite expérience au travers de mon passage par l'industrie pharmaceutique – en prenant du vocabulaire business anglophone, c'est ce que l'on appelle l'*accountability*, la responsabilité. C'est-à-dire que vous êtes responsables de ce que vous faites. Or, à l'hôpital, il y a tellement de strates que tout se passe comme si personne n'était responsable. Le mode de management à l'hôpital n'a pas changé depuis que j'y suis, c'est-à-dire au moins depuis le siècle dernier, même s'il s'est paré des oripeaux du privé. Le chef de pôle, qui se retrouve donc au-dessus du chef de service, est-il responsable ? En fait, il est nommé par le directeur de l'hôpital. À votre avis, ce dernier va choisir quel type de profil ? Avant tout quelqu'un qui ne va pas l'emmerder. Un bon médecin est-il un bon manager ? Non, pas forcément. Les relations interpersonnelles, ça ne fonctionne pas comme la lecture d'un scanner.

Alors, à quoi peut bien servir un chef de service s'il n'a de pouvoir sur personne ? Il a pourtant officiellement la responsabilité de l'organisation de la coordination et du fonctionnement du service. Tout repose sur des questions de leadership, en fait. Si le chef de service est reconnu comme tel par le personnel, s'il sait s'imposer, avoir une certaine aura, il pourra négocier avec ses cadres, avec les personnels, pour faire avancer des projets. Cela tient à la personnalité.

Les meilleurs chefs de service des urgences ne sont pas forcément les meilleurs managers ni les meilleurs gestionnaires, mais souvent des personnalités qui peuvent se montrer caractérielles, et j'en suis un excellent exemple. Je joue parfois de ma réputation pour obtenir ce que je veux, mais je devrais pouvoir ne pas en passer par là si, en tant que chef, j'avais un vrai pouvoir hiérarchique. En attendant, les gentils, les très coopérants, ceux qui ne veulent froisser personne, n'aiment pas trop dire non, pour les services d'urgences que je connais, finissent par se faire écraser par le système, par se casser les dents.

Pour parler de mon cas, cela se passe plutôt bien, puisque j'ai une grande gueule et un fort caractère, tout en sachant composer s'il le faut vraiment. Mais je n'ai aucun pouvoir d'imposer quoi que ce soit. La seule chose que je puisse faire, c'est donner mon avis pour l'embauche des médecins, et la reconduction de leurs contrats. Mais au moindre grain de sable, à la moindre tension avec mes cadres, avec les personnels du service, je peux me retrouver totalement paralysé, sans possibilité de faire quoi que ce soit. Tout devra alors remonter à la direction, qui elle-même devra se tourner vers les différentes hiérarchies décrites plus haut pour trancher – éventuellement.

Si quelqu'un me pose un problème dans mon service et que je considère que cette personne n'est pas à sa place, je peux en faire part à la direction. Mais si cette dernière estime que tout va bien, je n'ai rien à dire.

Reconnu comme chef de service, je peux agir – de manière limitée – sur le plan de l'organisation interne, par la discussion, aussi avec les autres services. Mais cela s'arrête là. Je n'ai pas de ligne budgétaire pour récompenser mes équipes. Si le service a besoin de travaux, il faudra que je passe par la direction qui en est spécifiquement chargée, qui devra, elle, donner ou pas son accord. Une fois cette étape franchie, si le feu vert est donné, il faudra ensuite appliquer scrupuleusement les règles des marchés publics, afin d'éviter tout problème, tout écueil, ce qui prendra quelques mois à quelques années pour que les choses se mettent en route, avec des coûts souvent considérables. Et peut-être que, une fois les travaux achevés, celui qui les aura demandés, les personnels qui en avaient alors besoin, seront partis sur un autre poste, dans un autre service, un autre établissement…

Chacun est en fait dans une sorte de fausse autonomie, puisque la situation que je décris est la même pour tous les chefs de service et pour chacune des lignes hiérarchiques vis-à-vis des autres. Des silos. Oui, chacun est roi dans son petit jardin, mais chaque roi est nu…

À l'hôpital public, la plupart des chefs de service ne sont pas nommés sur un projet, mais souvent par cooptation.

Dans les hôpitaux universitaires, les CHU, c'est un professeur de médecine qui est chef de service. La moitié de son salaire est payée par l'hôpital, l'autre par la faculté pour laquelle il enseigne et qui est son employeur principal. Une part de ses cotisations sociales, notamment ses points de retraite, relève de la faculté. Il va donc gérer un service avec un pied dehors. Ce professeur des universités-praticien hospitalier (PU-PH) va bien évidemment défendre son service... mais aussi servir sa carrière universitaire.

Là encore, sa nomination à la tête du service ne tient aucunement à ses capacités managériales, ni à un jury qui aurait examiné sa candidature parmi d'autres. Il est chercheur, a publié, ou est désigné parce qu'il était l'adjoint de son ancien patron, ou encore parce que cela fait longtemps qu'il est là. À aucun moment ne se pose la question de l'organisation du service, du profil pour gérer une équipe.

L'hôpital public est un kaléidoscope de directions. À côté de toutes celles que j'ai décrites, il y a également une instance élue, au statut consultatif, uniquement composée des médecins des différentes spécialités de l'hôpital, la commission médicale d'établissement ou CME. Tout cela est censé réfléchir à l'avenir de l'hôpital. Mais pour finir, personne ne prend la responsabilité de ce qu'il fait. Seuls les directeurs répondent vraiment à une hiérarchie puisqu'ils dépendent des ARS. Et leur promotion, l'endroit où ils vont aller après, dépend de ces instances du ministère (et, me dit-on, des syndicats de directeurs).

S'ajoute à tout cela le poids des différentes organisations syndicales au sein de l'institution hospitalière, d'un établissement avec, là aussi, parfois des bastions d'un syndicat ou d'un autre dans telle ou telle catégorie de personnel. Et les progressions de carrière se font par un système de points, celui de la fonction publique hospitalière. Monter en grade est en fait un système très scolaire, avec des notes, et certains critères – pas trop d'absences, par exemple. Officiellement. Car pour avoir la paix sociale, généralement, tout le monde a le même nombre de points et les choses fonctionnent à l'ancienneté. Et, au fond, personne ne semble être gêné par cette organisation globale, pourtant facteur d'immobilisme.

Les primes Covid qui ont été annoncées dès la fin de la première vague en 2020, puis réitérées en décembre 2021 par le Premier ministre

Jean Castex pour les services de soins critiques, sont caractéristiques de cette organisation de l'hôpital : certains soignants, alors qu'ils étaient en première ligne, sur le terrain, et j'en connais, n'en ont pas bénéficié, pour des questions de statuts, ou parce qu'ils venaient un temps donné en remplacement ou étaient intérimaires. En parallèle, des personnels administratifs les ont touchées alors qu'ils étaient en télétravail. Peut-être aurait-il été plus judicieux de définir des critères simples, sans rentrer dans des méandres statutaires ou administratifs, ou de les donner à tout le monde.

Lorsque je suis arrivé à Saint-Denis, on ne m'a pas mis en concurrence, on est venu me chercher, et c'est juste parce que j'ai dit oui que je suis là. On ne m'a pas demandé de projet *a priori*, mais *a posteriori*, une fois en place, avec l'impression pour moi que quoi que j'écrive, de toute façon, l'important était de faire tourner le service. *A contrario*, le système déploie beaucoup d'ingéniosité pour me demander tout un tas de documents administratifs. Le « reporting », ou véritable mise en scène de données chiffrées, est à la mode, et la machine bureaucratique est devenue une « qualité » en soi… En revanche, gérer mon service sans projet particulier, au jour le jour, ne serait pas un problème.

Dans les établissements de santé privés d'intérêt collectif (ESPIC), le recrutement d'un chef de service se fait de la façon suivante : le candidat doit présenter un projet, et c'est un jury interne à l'hôpital qui va décider. Le processus est ainsi beaucoup plus proche de celui d'un recrutement dans une entreprise privée. L'ESPIC, c'est par exemple l'hôpital Foch de Suresnes (Hauts-de-Seine), Saint-Joseph à Paris ou Marseille, ou Saint-Camille à Bry-sur-Marne (Val-de-Marne), l'hôpital où j'ai travaillé.

L'ESPIC, c'est un fonctionnement d'entreprise sur le plan organisationnel et hiérarchique. Mais cela reste similaire à l'hôpital public, avec un statut privé non lucratif. En ESPIC, j'ai fait partie de plusieurs commissions pour embaucher des chefs de service, des médecins. Et lorsque l'on décide d'effectuer des travaux, les choses vont vite, sans le carcan des règles de marchés publics. Je ne fais pas une ode au secteur semi-privé, ni au grand capitalisme. Les ESPIC n'ont pas le droit d'avoir de déficit, alors que l'hôpital public a des activités déficitaires.

Pour autant, il serait peut-être nécessaire de trouver un entre-deux et de revoir cette organisation de l'hôpital public, sans le faire basculer dans le libéralisme. Des sommes énormes sont déversées sur l'hôpital public, l'argent du contribuable, des citoyens. Personnellement, je m'en sens redevable et considère que, à ce titre, on ne peut pas faire n'importe quoi avec. Le contrôle public, politique est donc nécessaire.

En effet, que se serait-il passé si les agences régionales de santé n'avaient pas eu le pouvoir de donner consigne de déprogrammer massivement des soins non urgents, afin de laisser la place aux malades du Covid ? Que se serait-il passé durant la crise sanitaire si l'hôpital public n'avait pas existé ?

Chapitre 8

Ma femme est ministre

J'aime l'hôpital public. Je le défends dans les médias, sur mes blogs, avec une voix parfois dissonante. Je suis donc devenu, au fil des années, un homme public. Ma femme est, elle, devenue ministre. Et pourtant, même si je fais le constat que l'hôpital va mal, ma position médiatique – un truc bien éphémère et qui m'amuse plus qu'il ne me rapporte quoi que ce soit – ne me donne pas de droits supplémentaires pour obtenir ce que je veux, malgré l'idée que certains s'en font.

Mon service n'a pas plus de moyens qu'un autre, notamment qu'un service de l' Assistance publique-Hôpitaux de Paris (AP-HP), sous prétexte que ma femme serait ministre et que je pourrais avoir plus facilement qu'un autre accès au ministre de la Santé (en fait, non !).

Mon épouse, Emmanuelle, je l'ai rencontrée alors que je faisais mes études de médecine. Elle n'était alors que ma petite amie, qui m'a d'ailleurs fait découvrir un autre univers, celui des politiques, des hauts fonctionnaires, étant la fille unique de Lionel Stoléru, polytechnicien, secrétaire d'État sous plusieurs gouvernements de droite, puis sous le deuxième mandat de François Mitterrand. À l'époque, je me considérais d'ailleurs très à gauche et ma première rencontre avec son père ne s'est pas faite sous les meilleurs auspices. Lui était un homme marqué à droite, et je voyais comme une trahison le fait que Mitterrand et son Premier ministre d'alors, Michel Rocard, aient pu prendre des « ministres d'ouverture », dont le père de mon épouse.

Emmanuelle et moi sommes un couple comme il en existe des milliers, avec trois enfants. Elle a fait l'essentiel de sa carrière dans le secteur public, à la Cour des comptes, puis dans le cabinet de Bernard Kouchner lorsqu'il était ministre délégué à la Santé, ensuite à l'ANSM, Agence nationale de sécurité du médicament et des produits de santé, et au sein de la direction de l'AP-HP, puis dans différents ministères sociaux.

Son passage par le privé est un peu comme le mien lorsque j'ai quitté l'hôpital public durant trois ans : le sentiment d'être à un moment donné dans une impasse côté public, impasse qui débouche donc vers une parenthèse chez Danone comme directrice de la communication et des affaires publiques de 2015 à 2018.

Nous avons fait nos carrières chacun de notre côté, sans mélanger les sphères publiques et privées. Si j'avais voulu utiliser ses réseaux, je serais peut-être professeur de médecine, membre d'un cabinet ministériel... J'ai été con en fait... Mais ce n'est en rien notre façon de pratiquer.

Même ma carrière médiatique n'a pas grand-chose à voir avec ma femme ministre. Au début, je ne suis qu'un simple urgentiste sur les réseaux sociaux, et nous sommes nombreux dans le secteur médical à y être présents. Elle, elle travaille alors chez Danone.

Ma première visibilité vient en fait de mon combat contre le remboursement de l'homéopathie par la Sécurité sociale. L'homéopathie, dont les prétendus effets ne reposent sur aucune base scientifique et qui relève plus du placebo, n'a pas à être prise en charge par nos cotisations à tous. Libre à chacun d'y avoir recours, mais à ses frais.

C'est cette lutte sur les réseaux sociaux pour le déremboursement de l'homéopathie, après une tribune signée avec beaucoup d'autres confrères (une tribune dont je n'étais même pas à l'origine) en mars 2018 dans *Le Figaro*, qui va me donner une première visibilité. Les homéopathes, en m'attaquant sur Twitter et en mobilisant leurs troupes de trolls, vont me faire monter.

C'est aussi ce combat, et cette tribune, qui me vaudront mes premières apparitions médiatiques, notamment le 6 septembre 2018, sur France Info. « Je reproche à l'homéopathie de ne pas avoir montré son efficacité, de ne pas avoir de base scientifique, et actuellement surtout je lui reproche d'être remboursée, puisque les médicaments doivent montrer une base scientifique, ils doivent passer à la Haute Autorité de santé, montrer une amélioration du service rendu, or l'homéopathie n'a jamais rien prouvé depuis deux cents ans », ai-je assené sur le plateau.

L'homéopathie coûte 126 millions d'euros par an à la Sécurité sociale, rien qu'en sucre – et probablement beaucoup plus en consultations, la somme de 900 millions d'euros a été avancée –, alors que, dans le même temps, on nous demande de faire des économies.

Deux mois auparavant, en juillet, le Syndicat national des médecins homéopathes français avait déposé plainte contre plus de 60 signataires de la tribune, dont votre serviteur, notamment pour « non-confraternité ». Une plainte qui va ajouter de l'eau à notre moulin, et attirer l'attention sur nos dires.

En octobre 2018, au moment où Emmanuelle est nommée secrétaire d'État auprès du ministre de la Transition écologique et solidaire, les tenants de l'homéopathie attaquent alors sous l'angle « le mari d'une secrétaire d'État parmi les trolls anti-homéopathie », offrant un bon « buzz » à mon combat, qui va encore faire grimper le nombre de mes « followers » comme on dit. Surtout lorsque, pour m'amuser et faire rire ceux qui me suivent sur Twitter, j'explique dans un thread (une histoire en plusieurs tweets) avoir rencontré ma femme exprès pour mener le combat contre le remboursement de l'homéopathie, en soulignant que ce sont les illuminatis qui sont derrière tout cela, avec la complicité de chats extraterrestres.

Afin d'ajouter un étage à la fusée, le Conseil de l'Ordre, en février 2020, inflige des sanctions aux dix praticiens parisiens signataires de la tribune (les chambres disciplinaires du Conseil de l'ordre sont en effet régionales). J'écope alors d'un blâme, ce qui fait croître encore la visibilité de cette lutte. L'AFP me fait réagir. Et comme je n'ai pas l'intention de me laisser marcher sur les pieds, j'explique que la décision du Conseil de l'Ordre « ne représente pas une défense de l'honneur du métier, mais une défense du corporatisme ». J'avais aussi expliqué, mais ça n'a pas été repris dans la dépêche, que ce blâme brisait mon rêve d'enfant de devenir président du Conseil de l'Ordre.

Voilà. J'étais devenu Mathias Wargon, le type que personne ne connaissait avant en dehors du cercle des urgentistes, « figure » (c'est ainsi que disent les journalistes) de ce dernier, ayant accès à la scène médiatique et ce, à l'époque où le Covid n'était encore que ce nouveau virus lointain qui commençait à inquiéter la planète sidérée de voir la Chine se fermer.

Mon compte Twitter, au départ c'était pour rigoler, et faire connaître mon blog. La première réflexion, c'est de se dire : « Mais t'as que ça à foutre ? » Et puis, quand je m'aperçois que le nombre de personnes qui me suivent ne cesse de croître, que des journalistes, des hommes politiques, des ministres me suivent et me lisent, je continue. C'est d'ailleurs par ce biais que beaucoup de médias m'ont contacté au départ.

En juillet 2020, juste après la première vague du Covid, Emmanuelle est nommée ministre déléguée chargée du Logement. Ce jour-là, j'avoue que j'ai bloqué mon compte Twitter. Je me demandais comment gérer ça et si je pouvais persister à l'ouvrir sans langue de bois tout en ne risquant pas de la mettre en difficulté. Autant j'avais décidé de continuer en sachant que des personnalités me lisaient, autant je ne savais pas si je devais poursuivre alors que ma femme venait d'être nommée ministre. Bon, cela dit, mes états d'âme n'auront duré que deux heures...

D'autant que nous en avons discuté : aucun de nous deux ne devait frustrer l'autre. Ma parole est donc totalement libre, même s'il y a parfois une ligne de crête : j'évite par exemple sur les plateaux la confrontation directe avec un député LRM. Mais je me souviens d'un passage dans l'émission *Quotidien*. Le ministre des Solidarités et de la Santé, Olivier Véran, avait dit dans la journée que le tri des patients n'existait pas, et moi le contraire. Dans certains médias, cela a immédiatement donné : « Le mari urgentiste d'une ministre tacle le gouvernement. » Quand, dans le même temps sur les réseaux sociaux, on m'accuse, à l'inverse, de le soutenir.

Mes tweets ont aussi parfois pu faire tousser parmi les communicants ministériels : « Le compte Twitter Mathias Wargon, c'est vraiment celui du mari de la ministre ? — Oui. — Ah... » Mais personne ne m'a jamais enjoint de la fermer. Une fois, on m'a demandé si je pouvais faire, sur mes réseaux, la promotion de l'application TousAntiCovid, lorsque celle-ci peinait à prendre de l'ampleur. Je l'ai fait, sans suivre une phrase ou un slogan dicté par le ministère, je l'ai fait uniquement parce que j'y croyais. En vérité, avec le recul, qui se sert de cette application ? À part pour le passe sanitaire qui ne nécessite même pas d'activer TousAntiCovid, le QR code étant juste stocké dessus ? Pour autant, je n'ai aucun regret.

Je me suis vraiment autocensuré une fois. À l'issue d'une soirée un peu arrosée avec des confrères et amis, nous nous étions amusés à faire courir le bruit que j'étais candidat à la succession de Pierre Carli à la tête du SAMU de Paris, tweets de ma part à l'appui. Et ça avait commencé à prendre, au point que des journalistes s'y étaient intéressés très sérieusement. L'une d'entre eux m'avait ainsi envoyé un mail en me demandant si Carli partait à la retraite et si c'était moi qui allais prendre sa place. Le courriel est tombé le lendemain de la nomination de ma femme comme secrétaire d'État. Et je me suis arrêté là. J'aurai aimé continuer et répondre par l'affirmative, mais ça devenait trop gros. J'ai, à regret, laissé parler la raison et piteusement avoué en réponse qu'il ne s'agissait que d'un canular. Mais sans doute était-ce parce que j'entamais seulement ma carrière de « mari de ministre »... J'étais encore timide.

En tout cas, au quotidien, la position de mon épouse ne change rien, je suis urgentiste, chef de service, et pas « mari de la ministre ». Et pour mes équipes, je suis Mathias, ou « chef ». Sur les réseaux sociaux, j'ai droit à tout, surtout lorsque je prends vertement le contre-pied des antivax, ou que je déconne. Certains, beaucoup de militants de gauche, tentent de rendre mon épouse responsable de mes propos. À droite, dans des cercles très « tradis », la réaction est plutôt : « Le mari d'une ministre ne devrait pas parler comme ça. » C'est mal me connaître, et notamment oublier que dans le monde de la santé, quelques-uns (dont, en dehors de la santé, le coauteur de ce livre) me surnomment, entre autres, docteur House, pour mon bon caractère, sans doute.

Et puisque d'aucuns cherchent sans arrêt à ramener ma femme dans la conversation, huit fois sur dix, lorsque je suis invité sur un plateau, je commence par dire : « Oui, ma femme est ministre. » Ça coupe court, et on passe à autre chose.

L'insulte suprême sur les réseaux, mise à toutes les sauces au point qu'elle ne veut plus rien dire, c'est « macroniste », devenu de toute façon l'anathème pour tout et n'importe quoi. Un peu comme « bobo ». Je suis peut-être devenu un bourgeois. Bohème, sûrement pas. Tout ça, finalement, m'amuse. Quant au personnel de mon service, il voit ma médiatisation d'un œil mi-guilleret, mi-désabusé... En fait, cela ne change rien à ma manière de travailler, ni à celle de mes équipes.

Sur Twitter, je parle beaucoup de médecine, d'organisation de l'hôpital, des services. Je réponds parfois vigoureusement aux trolls qui m'énervent, et je bloque de plus en plus de gens sans hésitation sur ce réseau que je trouve agressif et débridé. Les gens s'y lâchent, planqués derrière l'anonymat.

J'y vais, parce que je pense qu'il est important de faire entendre la voix du terrain. Le grand désarroi de mes parents, de mon père, c'est que je ne sois pas devenu professeur de médecine. Bref, j'ai raté ma vie, et je le dois en partie à ma grande gueule, à mon plaisir de bordéliser les réunions et probablement à ma flemme. Mais peu importe, je n'ai plus besoin de ce titre officiel pour exister. Et même certains médias, lorsqu'ils m'invitent, me donnent du « professeur ».

*

31 décembre 2021. Alors que le réveillon du Nouvel An se prépare sous le signe du

Covid pour la deuxième année consécutive, je décroche à nouveau le gros lot, comme en avril 2020 en plein confinement : test positif. Emmanuelle, dans la même situation, annonce sur son compte Twitter officiel qu'elle s'isole une semaine et continuera à assurer ses fonctions à distance.

Les jours qui suivent pour moi sont difficiles. HS, claqué, vidé. Je ne peux reprendre le travail. La consigne officielle – contre-intuitive – autorise les services hospitaliers à faire travailler les personnels testés positifs s'ils sont asymptomatiques, pour éviter la pénurie dans un contexte de surcharge. Sauf que je ne le suis pas, asymptomatique. Passer quelques coups de fil à mon service malgré ma voix cassée et penser en deux cent quatre-vingt signes pour le réseau à l'oiseau blanc sur fond bleu sont les deux seules mobilisations intellectuelles que le virus me permette. Pour le reste, mon cerveau est dans la brume. Je dors, beaucoup. Et si j'arrive à me lever, il n'est pas rare que je retourne m'effondrer sous la couette dès la fin de l'après-midi.

Sans mes deux doses de vaccin et mon booster (trois doses donc), incontournables pour un médecin urgentiste, dans quel état serais-je ?

Chapitre 9

Covid : le révélateur

Mars 2020 : le confinement strict décidé par le gouvernement et la gravité de la crise vont faire voler en éclat toutes les lourdeurs administratives, tous les carcans de l'hôpital. La haute administration semble alors paralysée, et l'institution, du bas en haut, retrouve ses fondamentaux. Les urgentistes et les services de réanimation sont en première ligne, ils prennent des décisions sans devoir rendre des comptes ou attendre des heures pour obtenir un feu vert, un papier. Les directions aussi ont les coudées franches. Tout devient possible, surtout parce qu'on doit en fait se démerder et qu'on nous laisse faire. Le « quoi qu'il en coûte » nous permet l'impossible, au prix sans doute d'une gabegie de moyens, mais tout à coup, personne ne s'en préoccupe plus. En réalité, durant le confinement du printemps 2020, au moins les premières semaines, nous n'avons pas fait autre chose que de la médecine de catastrophe.

Médicalement, la raison pour laquelle les services d'urgence ont pu se recentrer sur les fondamentaux, c'est la disparition, durant le confinement du printemps 2020, de la médecine générale, au profit de notre cœur de métier : le vital. Nous n'avions alors que des patients graves, ce qui est le travail d'origine de l'urgentiste. Des digues ont sauté, une coopération intelligente s'est mise en place, de l'aide-soignant à l'administration en passant par le médecin. Nous faisions tous front commun dans une situation d'urgence nationale, internationale. Peu importe les statuts, les services, les inimitiés : nous étions simplement des soignants, des médecins, comme ces chirurgiens dont toutes les opérations non urgentes avaient été déprogrammés, et qui sont venus en renfort faire de la consultation, épauler des aides-soignants, contribuer à la cellule d'orientation des malades. Les silos, les chapelles avaient alors volé en éclats.

Les personnels ont retrouvé un sens à leur métier. Celles et ceux qui sont allés l'ont fait avec abnégation. On avait tout à apprendre de ce virus. En réanimation et ailleurs, jour et nuit, chacun rentrait dans la chambre de patients très malades, en faisant abstraction de la crainte de ramener quelque chose à la maison. L'hôpital en crise ? Paradoxalement, le Covid, au plus fort de la vague, a peut-être freiné la chute de l'édifice hôpital. Parce qu'on avait une mission commune, et que le terrain avait la main. Le terrain, ce sont les urgentistes et les paramédicaux des urgences, les médecins réanimateurs, autant de professionnels qui ont l'habitude de prendre des décisions en environnement dégradé.

Même si cette crise nous a tous pris par surprise, elle a eu également, durant les premières semaines, un côté enthousiasmant pour un urgentiste, cette décharge d'adrénaline provoquée par le défi de devoir gérer une crise majeure, de devoir faire face à l'inconnu. Tout était en mouvement. Dans mon service, l'organisation pouvait et devait bouger au jour le jour pour s'adapter aux situations du moment, mises sur la table au travers de cellules de crise quotidiennes, en fonction du matériel dont nous disposions, de ce que nous apprenions sur la maladie, et de nos erreurs aussi.

L'hôpital a tenu aussi parce que le confinement drastique décidé par le gouvernement a permis de limiter la vague sur la partie nord de la France, rendant possible des évacuations sanitaires vers la partie sud où de la place était disponible.

*

Deux ans plus tard, la crise est majeure à l'hôpital. Le Covid a agi comme un révélateur, comme le tremblement de terre final provoquant l'effondrement d'un bâtiment fissuré par des chocs répétés depuis trente ans.

Même si les vagues successives de 2021 n'ont pas eu l'ampleur de celles de 2020, la durée de la pandémie a un impact énorme sur le système de santé, dont l'hôpital est le point central. La parenthèse de mars et avril 2020 s'est refermée dès le mois de mai. Les personnels se sont épuisés de mois en mois, les carcans et les lourdeurs sont retombées sur l'institution comme une chappe de plomb. Si la première phase de la crise en mars-avril 2020 a fait sauter les murs à l'hôpital, éclaté les petits pouvoirs de chacun au nom d'une cause commune, l'organisation profonde est restée intacte, cachée, simplement en sommeil, comme en hibernation. Et les baronnies ont repris leur place dès le mois de mai 2020. Le Covid n'est plus devenu alors qu'un problème, très lourd, venant s'ajouter à tous les autres. Et nous avons recommencé à faire ce que nous faisions avant : ramer à contre-courant pour nous occuper de nos patients.

Alors que la crise sanitaire se poursuit, à l'hôpital, le monde d'après ressemble à celui d'avant. Sauf que cela ne passe plus. On travaille vite et mal, avec l'impossibilité de se projeter. Tous les problèmes antérieurs à la crise du Covid reviennent sur le devant de la scène, mais semble accentués. La désorganisation, la surcharge, deviennent insupportables avec cette pandémie qui perdure.

Entre les vacances bien méritées des uns et des autres, l'épuisement, le burn-out, les personnels testés positifs, les démissions, il manque des infirmières, des aides-soignants, parfois des médecins un peu partout dans l'hôpital. Et qui dit manque de personnels dit fermetures de lits. Même ponctuellement, quelques jours ou quelques heures, cela suffit à provoquer l'engorgement.

Le 5 octobre 2021, un rapport du Conseil scientifique chiffrait à « environ 20 % » le nombre de lits fermés. Fin octobre 2021, le ministre des Solidarités et de la Santé, Olivier Véran, faisait quant à lui état d'une hausse d'un tiers des postes vacants parmi les personnels paramédicaux par rapport à la fin 2019[1].

La durée de la crise démotive tout le monde. Quand je discute avec des infirmières, elles me parlent de salaire, mais pas seulement. C'est plus profond que ça, les problèmes de salaire dans la fonction publique hospitalière existaient avant le Covid…

L'hôpital est en train de revenir à son fonctionnement antérieur, mais cela ne passe plus. Les personnels ne supportent plus de travailler comme ils travaillaient avant, de revenir à l'antérieur sans que rien ne change.

Je n'ai pas de baguette magique, pas de solution miracle, si ce n'est sortir de l'hôpital les patients qui n'ont pas besoin d'être hospitalisés.

1. Entretien à *Libération* du 27 octobre 2021.

Et j'entends certains, et beaucoup sur les réseaux sociaux parmi les tenants de « Ma liberté avant tout » et du « Vaccin, c'est mon choix », dire qu'il faudrait ouvrir des milliers de lits de réanimation pour soulager l'hôpital et prétendument nous permettre de « vivre normalement » en relâchant toutes les restrictions. Une vision simpliste et complètement erronée. Force est de constater qu'en temps normal, les réanimations ne débordent pas et qu'il y a donc, sans doute, assez de lits dans ces services. Alors, si l'on ouvrait 20 000 lits en réanimation en laissant circuler le virus sans aucune restriction, sans contrainte vaccinale, ces lits seraient remplis et les services déborderaient à nouveau.

Ceux qui défendent cette option soutiennent-ils vraiment les personnels hospitaliers, ou veulent-ils simplement, sans le dire ouvertement, que les vieux et les personnes à la santé fragile souffrent et meurent en silence dans une armée de lits, afin que les biens portants, dehors, puissent vivre tranquillement ?

Déjà, nous avons un peu vécu la fin du mois de janvier 2022, alors que le « pic » du variant Omicron se faisait attendre, avec un sentiment d'abandon : plus de 30 000 hospitalisations liées au Covid-19, tandis qu'à l'extérieur, tout le monde semblait lâcher prise malgré des chiffres de contamination qui ne cessaient de battre des records. Les autotests, sans véritables mesures pour contrer la circulation du virus, se multipliaient jusqu'à l'absurde dans les écoles, les collèges et les lycées, tandis que le masque et les gestes barrières, dans la rue, dans les lieux collectifs fermés, ne semblaient plus être qu'une simple option, reposant sur la bonne volonté des citoyens. L'hôpital, lui, devait tenir face à la vague. Les appaudissements à 20 heures du printemps 2020 n'étaient plus qu'un souvenir très lointain.

Le problème de l'hôpital, c'est aussi que le système de santé dysfonctionne également à l'extérieur. Le médecin de famille à l'ancienne qui ne comptait pas ses heures disparaît. Il faut trois médecins nouvelle génération pour remplacer le départ en retraite d'un médecin de ville. Parce que plus personne ne veut travailler le week-end ou la nuit. Et que tout le monde, légitimement, veut avoir une vie personnelle.

Avec l'épuisement, avec la crise du Covid, les personnels de l'hôpital ont besoin de reconnaissance. En termes de salaire d'abord, mais aussi au niveau de la qualité de vie au travail. Que les circuits de décision soient moins longs pour engager des travaux, que l'entretien des services soit régulier, que l'informatique de l'hôpital soit performante, et ne plus devoir passer des heures au téléphone pour un lit, ou pour joindre tel ou tel spécialiste.

Il faut réinstaurer un peu d'horizontalité dans les circuits de décisions de l'hôpital, remettre de la médecine dans les directions qui doivent écouter – et tenir compte – de ce que les personnels disent de leur travail au quotidien. Parer au matériel défectueux, qu'on est parfois obligés de troquer entre services pour éviter le temps perdu des formulaires de commandes. L'administration doit comprendre que, au-delà du médical, nous avons besoin d'ordinateurs qui fonctionnent, de systèmes informatiques efficients, et qu'il n'y a rien d'étonnant à ce qu'une photocopieuse tombe en panne plus souvent dans un service d'urgences que dans un bureau qui ouvre à 9 heures et ferme à 17 heures : notre matériel tourne vingt-quatre heures sur vingt-quatre et sept jours sur sept. Tout cela nous empoisonne la vie et met à rude épreuve le moral déjà bien entamé de tous.

C'est en étant invité dans les locaux de Santé publique France, dans le bois de Vincennes près de Paris, tout de bois et béton, sur trois étages, avec hauteur sous plafond, que je me suis rendu compte à quel point nos hôpitaux étaient incroyablement peu accueillants et dégradés. Nous sommes très forts pour engager de grands travaux, encore faut-il que, une fois la décision prise, le chantier ne mette pas deux ans à être lancé. Comment ne pas comprendre que des locaux qui voient passer des dizaines de milliers de personnes jour et nuit se dégradent rapidement et nécessitent un entretien régulier ? Qui peut continuer à accepter, au-delà des conditions de travail des personnels, qu'on accueille des patients dans des endroits où les toilettes sont sales, les faux plafonds crevés, la lumière blafarde ? Qui peut prendre plaisir à venir travailler en commençant sa journée dans un vestiaire crasseux, avec des vieux placards métalliques antiques dont certaines portes ne ferment plus ?

Nous aussi, nous aimerions travailler dans un bel environnement ; et vous savez quoi ? Je pense que nous le méritons.

Il y aura un avant et un après Covid. Les choses doivent changer et peut-être cette crise est-elle l'occasion à saisir pour une vaste réorganisation de l'hôpital.

Les personnels des urgences râlent, font grève – et encore, pas tout à fait, ils ont juste un dossard « en grève » sur la blouse, mais restent sur le pont. Et tout le monde trouve ça normal. Il est urgent de cesser de nous voir comme des bonnes sœur à cornette, toujours prêtes à tout encaisser au nom du sacerdoce du métier.

Le Ségur de la santé, qui a fait suite à la crise sanitaire de 2020 et qui prévoit notamment des revalorisations (mais pas que), sera-t-il un morceau de la solution ? Tout dépend de la manière dont il sera appliqué. L'enveloppe totale est de 19 milliards d'euros sur dix ans dont, outre les revalorisations, 9 milliards pour les grands projets d'investissement des hôpitaux, 6,5 milliards pour leur désendettement, 2 milliards d'euros pour le développement du numérique, et 1,5 milliard pour la modernisation des Ehpad. Le développement de ce grand plan, détaillé par le Premier ministre Jean Castex lors d'une conférence de presse au CHU de Dijon (Côte-d'Or), le 19 octobre 2021, qui fait suite à plusieurs mois de concertations et de tables rondes, a été confié aux territoires pour être au plus proche du terrain.

L'avenir dira si ce plan est à la hauteur de ses ambitions ou s'il rejoindra la liste de tous les plans urgences ou hôpitaux mis en place ces trente dernières années. D'ores et déjà, quelques réflexions : la revalorisation des salaires est de 183 euros net mensuels pour les personnels sociaux et médico-sociaux des établissements hospitaliers publics. Il n'est pas certain que les gens trouvent ça suffisant. Et même si l'on considère que cette augmentation est importante et nécessaire, ce n'est probablement pas le fond du problème. Pour le reste, ces sommes vont aller dans de l'investissement à long terme, dans lequel il est difficile de se projeter. Et s'il s'agit de rénover des locaux avec des délais de travaux extrêmement longs, pour ne rien entretenir après, cela ne servira à rien. S'il s'agit de créer quelques postes d'infirmières dans un service qui les aura réclamés plus fortement qu'un autre, ou parce qu'au sein de ce service certaines personnes connaissent le cabinet du ministre, cela ne servira à rien non plus.

Parce que cette fois-ci, la vraie question est la suivante : osera-t-on profiter du plan pour mettre sur la table le sujet de l'organisation des établissements, et du système de santé ?

Chapitre 10

Covid : un révélateur des inégalités face à la maladie

Au-delà de l'hôpital, le Covid aura également été un révélateur de pauvreté, démontrant de manière implacable que nous ne sommes pas égaux face à la maladie. Là encore, heureusement que le service public tente, avec ses moyens, d'offrir à tous les mêmes soins.

Le 93, où j'ai grandi et qui est mon lieu de travail, est le département le plus pauvre de France, le plus jeune aussi[1]. Ici, le Covid a fait des ravages en 2020, surtout lors de la première vague quand, aux urgences et dans les réanimations, nous avions à apprendre de ce

1. Source : Institut national de la statistique et des études économiques (Insee).

virus et de la prise en charge des patients les plus gravement touchés.

En Seine-Saint-Denis, la surmortalité fin avril 2020 a atteint 128,9 % par rapport à la même période en 2019[1]. C'est la surmortalité la plus élevée de toute l'Île-de-France, et on l'a sentie à l'hôpital, même si tous les patients hors Covid avaient pratiquement disparu en raison des déprogrammations, et parce que beaucoup de gens craignaient de venir aux urgences durant cette période en raison du risque de contamination.

Un autre service s'en est lui aussi rendu compte : les pompes funèbres. Le quotidien gratuit *20 minutes*, dans son édition du 3 avril 2020 sur la mortalité en Seine-Saint-Denis, rapporte ainsi les propos d'un professionnel de ce secteur : « On est tous complètement débordés, je n'ai jamais vu ça ! C'est catastrophique. Même la canicule de 2003, c'était incomparable. »

L'Insee a relevé entre les semaines du 14 au 20 mars et du 21 au 27 une hausse des décès de 63 % dans le département, soit la plus forte

1. *Ibid.*

progression hebdomadaire en France à cette période[1]. La Seine-Saint-Denis dépasse même la progression enregistrée en Moselle, sachant que l'Est de la France a été particulièrement impacté par la première vague.

Lors d'un point presse de situation, le 2 avril 2020, le directeur général de la Santé, Jérôme Salomon, explique que « vingt-six départements présentent un excès de mortalité, par rapport à la mortalité attendue, dont deux dans des niveaux d'excès exceptionnels, le département du Haut-Rhin et le département de la Seine-Saint-Denis ».

À cette époque-là, dans le département, nous avions jusqu'à début avril une activité hospitalière très forte et des services de réanimation et d'hospitalisation pleins au point de déborder. Ce qui nous a conduits à faire un certain nombre d'évacuations sanitaires pour transférer des patients, y compris en dehors de l'Île-de-France.

Pourquoi la Seine-Saint-Denis a-t-elle été aussi fortement impactée ? Le département

1. Rapporté par *Le Monde*, dans son édition en ligne du 4 avril 2020.

compte plus de 1,6 million d'habitants, la ville de Saint-Denis plus de 110 000[1]. Sa particularité est de concentrer beaucoup de travailleurs pauvres qui, eux, n'ont pas eu l'honneur comme nous d'être applaudis tous les soirs à 20 heures, ces invisibles comme les livreurs, les caissières au contact de la population toute la journée ou encore les femmes de ménages cumulant plusieurs postes de travail, contraintes de prendre les transports en commun tous les jours, sans protection particulière. Eh oui, les masques au printemps 2020, c'était la pénurie, et le message officiel était que, de toute façon, il était inutile d'en porter si l'on n'était pas soignant ou professionnel paramédical...

La précarité, particulièrement marquée dans le département, entraîne aussi des conséquences sur la santé au quotidien. Ainsi le « neuf trois » est-il le département de la région Île-de-France qui compte le plus de personnes âgées de plus de 65 ans ayant des comorbidités potentielles comme les maladies respiratoires chroniques, l'obésité – directement liée à la

1. Source : Insee.

pauvreté –, l'hypertension ou le diabète[1]. La surmortalité de cette population-là, fin avril 2020, a progressé de 144 % par rapport à la même période en 2019 en Seine-Saint-Denis.

Si l'on prend enfin en compte le fait que les appartements sont plutôt exigus, avec beaucoup de familles nombreuses, le cocktail peut devenir détonnant en termes de contamination. Et il l'a été, le confinement a eu pour effet, ici, de concentrer un grand nombre de personnes dans un espace réduit avec, au sein des foyers, des jeunes qui ne demandaient qu'à sortir et des parents dont la profession rendait le télétravail tout simplement impossible. Sans parler des habitats précaires, squats ou bidonvilles où, déjà en temps normal, la santé est dégradée en raison des conditions de vie. Alors, en y ajoutant le Covid, sans les masques ni les vaccins début 2020…

En résumé, nous avons dans le département une population plus pauvre qu'ailleurs, avec des problèmes de santé plus importants. J'ajoute que l'accès au médecin est moins facile

1. Source : Observatoire régional de santé d'Île-de-France, avril 2020.

qu'ailleurs, les personnes précaires ont du mal à payer une consultation chez le médecin, débarquent donc aux urgences quand leur état est déjà critique, les maladies chroniques ne sont pas suivies ou très peu... Tout cela fait donc qu'il y a sur le département une population plus fragile qu'ailleurs.

En outre, je crains qu'il n'y ait une sous-estimation du nombre de malades atteints par le Covid dans le 93. Nous avons en effet beaucoup de patients qui ne sont jamais déclarés, et qui n'ont donc pas été recensés.

Pourtant, ils étaient bien là, fidèles au poste... Car eux n'ont pas, comme dans les beaux quartiers, de résidences secondaires dans lesquelles se réfugier.

Chapitre 11

Menaces

Il y a autre chose pour laquelle le Covid a servi de révélateur : la violence. Les crispations de la société, au travers – tout le monde en parle – des polémiques, conflits, et désormais agressions autour des vaccins et des mesures à prendre pour limiter la propagation du Covid-19 qui occupe toute la planète depuis deux ans, d'autant plus lorsqu'elles sont décidées par l'État.

Ceci se passe le 10 mars 2021.

Compte-rendu d'infraction initial...
PV n° xxx
Victime : Monsieur Wargon Mathias, né le 03/05/1966 à Paris 12e, de nationalité Française, Médecin, chef de service...

Infraction (s) : Menace de mort matérialisée par écrit, image ou autre objet... »
Nous trouvant en service,
Agissant en matière de flagrance,
Vu les articles 53 et suivants du Code de procédure pénale,
Constatons que se présente devant nous la personne nommée ci-dessus qui nous déclare...

Ce jour-là, en fin d'après-midi, je suis au commissariat de Vincennes. À la mi-journée, Sofia, ma secrétaire m'a apporté le courrier, dans mon bureau, juste derrière le service des urgences de l'hôpital Delafontaine à Saint-Denis (93), comme elle le fait parfois. J'y trouve une enveloppe blanche, classique, affranchie d'un timbre vert à 1,08 euro. Je la prends, et constate qu'un objet s'y trouve et s'y promène lorsqu'on la secoue un peu. Sofia me dit : « On dirait une balle. » À la palpation c'est petit et dur. À l'ouverture, je découvre une lettre, une feuille au format A4 pliée, accompagnée... d'une balle d'arme à feu. L'aimable personne qui l'a rédigée, sans toutefois avoir eu le courage de la signer, se présente comme une espèce de résistant, et m'accuse de vouloir imposer des restrictions de liberté au « peuple Français », au nom d'une sorte d'idéologie internationale dont je serais l'un des collaborateurs. « Collabo », l'insulte est écrite en toutes lettres. À ce titre, selon la missive, je dois être considéré comme un « occupant », et me sentir désormais en danger partout, et lors de mes déplacements.

Moi, le prétendument « célèbre » Mathias Wargon – dont mon accusateur anonyme a d'ailleurs écrit le prénom avec deux T (du coup, pas si célèbre en fait), j'ai ainsi l'immense honneur de rejoindre les rangs des personnalités visées par des menaces de mort...

Bon, je nuance.

Grâce à la caisse de résonance des réseaux sociaux, aux polémiques incessantes et assez vaines sur les chaînes d'info en continu, aux engueulades et autres « clash » de plateaux destinés à tourner plusieurs jours durant en une courte vidéo un peu partout afin de faire le buzz, et dans un contexte de tension alimentée par plusieurs figures antivax et complotistes, nous sommes en effet malheureusement de plus en plus nombreux dans le corps médical à en être l'objet.

À la lecture de ce courrier d'une page, dont certains termes ont été écrits en majuscules « COLLABO », « ENNEMI DU PEUPLE FRANÇAIS », j'imagine un type un peu vieux – sans parler du fond, inutile de crier ainsi en écrivant – dans un petit appartement rance, passant ses journées sur internet et devant la télévision, afin d'y traquer les infâmes cosmopolites dans mon genre qui, au travers des vaccins et des tests PCR Covid, participeraient à une campagne internationale d'implantation de microprocesseurs à l'intérieur des organismes et de confinement dans le but de contrôler les populations sur ordre de Bill Gates et de l'industrie pharmaceutique.

J'avise tout de même le patron de la sécurité de l'hôpital, l'officier de sécurité de ma femme Emmanuelle, ministre, qui contacte le chef d'état-major adjoint de la DSPAP[1] et me conseille de déposer plainte.

Auparavant, Christophe, le chef de la sécurité de l'hôpital, et moi, après avoir mis des gants (ce n'est pas ce qui manque dans un service

1. Direction de la sécurité de proximité de l'agglomération parisienne.

d'urgence), tels des techniciens de la police scientifique dans *Les Experts* au rabais, nous prenons soin de mettre cette gentille lettre et la balle qui l'accompagne sous scellé dans un sachet transparent servant à transporter les tubes de prélèvements sanguins. En fin d'après-midi, j'embarque le sachet dans mon sac à dos, et, sur le chemin du commissariat, repasse à mon domicile pour déposer quelques affaires.

Comme d'habitude, j'ouvre la boîte aux lettres dehors. J'y trouve une seule et unique enveloppe. Avec la même faute au recto... Après l'avoir palpée, je commence à la décacheter doucement, et stoppe net. Une poudre blanche s'en échappe en effet, et se répand sur le sol. Je redresse le bout de papier, et laisse l'objet à l'extérieur. Je file dans la cuisine, attrape un sac congélation à zip, ressors, et y fourre le tout avant de refermer la porte. Le cirque continue donc, avec le gag de l'anthrax, mais cette fois-ci chez moi, ce que j'apprécie moyennement. M'envoyer ce genre de chose à domicile, c'est s'attaquer à mes proches, et faire passer un message : « On sait où tu habites. » Mais je suis plus en colère qu'inquiet, car je ne crois pas deux minutes à ces menaces. J'avertis à nouveau mon contact à la DSPAP. « Voulez-vous que je fasse intervenir les pompiers ? »

Une fraction de seconde, j'imagine les sirènes, les gyrophares, la maison cernée d'un périmètre de sécurité, les bandes blanches « Police nationale, ne pas franchir », les mecs en combinaison NRBC (la tenue de protection hermétique contre les risques nucléaires, radiologiques, biologiques et chimiques), BFM, les urgentistes et les pompiers en alerte, et moi à l'isolement quelques heures pour procéder à une « levée de doute ». Ma journée est déjà assez pourrie comme ça...

« Je ne pense pas que ce soit la peine d'en arriver là, merci. » Médecin, j'ai quelques doutes sur le coup de l'anthrax, et ne crois pas franchement à quoi que ce soit de toxique. Je raccroche, colle ce nouveau sachet en compagnie du premier dans mon sac à dos, boucle la maison, remets mon blouson, mon casque, puis mes gants, et pars à moto voir la police.

Me voilà donc devant ce major de police et OPJ[1] à Vincennes, auquel je raconte tout en détail. « Avez-vous pris connaissance du cour-

---

1. Officier de police judiciaire.

rier reçu sur votre lieu de travail ? » Je réponds par l'affirmative, et lui expose le contenu de la lettre, que je lui ai par ailleurs remise, tout comme la seconde et sa poudre, partie directement pour le labo. Par mesure de précaution, je n'ai pas lu la deuxième lettre. J'ai cessé l'ouverture en raison de la poudre. Mais j'imagine que ce doit être à peu près du même style. Je dépose donc plainte pour menace de mort.

Une balle, une poudre qui après analyse s'avérera être du bicarbonate de soude… À aucun instant, je n'ai eu peur. Ridicule, risible sont les deux termes que j'associe à la « courageuse » personne anonyme qui a commis cet acte. Je n'ai, depuis, eu aucune nouvelle des suites de l'enquête.

Ce truc débile, qui s'inscrit dans un bruit de fond complotiste nauséabond accompagnant les mesures prises pour lutter contre la pandémie, entraîne tout de même des conséquences. À cause de ce genre de gestes et de l'ambiance générale, le courrier arrivant à l'hôpital suit désormais un protocole de sécurité avant de parvenir à son destinataire.

Ces deux lettres m'ont été adressées quelques jours après mon passage dans l'émission

Balance ton post! sur C8, véritable traquenard cacophonique où je m'étais retrouvé coincé entre un Yann Moix prônant de laisser tomber les « vieux » afin de laisser vivre les jeunes et la députée que d'aucuns qualifient de complotiste et antivax Martine Wonner (on me traite bien de provax...).

Personnellement, je m'en fous. J'ai continué à travailler comme d'habitude, à ouvrir ma gueule comme d'habitude – une nécessité dans le climat actuel – et je n'ai pas commencé à regarder par-dessus mon épaule en marchant dans la rue ou arrêté au feu rouge.

Si je devais prendre pour argent comptant ce que tous les trolls qui m'attaquent sur Twitter me balancent, ma vie serait réduite aux quatre murs d'un abri antiatomique. Et ceux qui insultent et menacent en deux cent quatre-vingts signes planqués derrière le faux anonymat des réseaux sociaux sont les mêmes que l'on retrouve pleurnichant en correctionnelle lorsqu'ils se font prendre: que de la gueule.

N'empêche...

N'empêche que défendre la vaccination, le port du masque et l'ensemble des gestes barrières, le confinement – même en restant critique sur sa gestion –, son hôpital, peut valoir aujourd'hui insultes et menaces.

Intervenir en ce sens dans les médias vaut harcèlement numérique, au point que des confrères et consœurs en sont venus à craindre pour leur sécurité, celle de leurs équipes et surtout celle de leurs proches. Certains ont même été contraints de quitter les réseaux sociaux sous les assauts de dingos agissant en meute quasiment vingt-quatre heures sur vingt-quatre.

Pourquoi ? Parce que des personnalités et des sites internet surfent sur les interrogations, les questionnements, les inquiétudes, et alimentent à coups de tribunes les pires thèses autour des vaccins, de l'industrie pharmaceutique, des médecins…

Je rappelle que, lors de l'été 2021, une trentaine de centres de vaccination ont été vandalisés en France. Près de Toulouse, le 17 août 2021, ces actes ont conduit à la destruction de 3 500 doses de vaccin contre le Covid-19[1]. La presse doit-elle se faire l'écho de ce genre d'incidents ? Ce faisant, n'offre-t-elle pas une publicité

1. Source : *Libération*, 17 août 2021.

et une tribune à des cinglés ? Ne les incite-t-elle pas au fond à recommencer ? Comment choisir entre le devoir d'informer et celui de ne pas mettre en lumière ces fous qui n'attendent que ça… Équilibre difficile.

Les attaques trouvent leur fondement dans quelques arguments répétés à l'envi un peu partout : « Le vaccin ne protège pas contre le fait d'attraper le Covid, le vaccin n'empêche pas les contaminations, le vaccin a plein d'effets secondaires dangereux, il y a des centaines de milliers de témoignages dans ce sens, et plein de gens sont morts après leur injection. » Le pire, c'est que ces arguments fallacieux ont été démontés à maintes reprises et de manière très rigoureuse, sans effet… Soyons clairs, aucun vaccin ne protège à 100 %. À titre d'exemple, le degré de protection du vaccin contre la grippe est d'environ 65 %. Reste qu'il protège bien contre les formes graves et que l'immense majorité des hospitalisations en réanimation concerne des personnes non vaccinées, se faisant parfois passer pour vaccinées[1].

1. Selon la DREES, sur la semaine du 13 au 19 décembre 2021, sur un million de personnes vaccinées, 1,5 personne, en

Passons aux effets secondaires. Ceux qui colportent des chiffres négatifs concernant les effets secondaires se fondent sur les données déclaratives spontanées faites par des professionnels de santé, les personnes vaccinées elles-mêmes ou leur entourage, dans le cadre de la pharmacovigilance des vaccins contre le Covid-19. Ces déclarations – même si elles sont sincères –, faites par exemple en France sur un portail dédié du site l'ANSM[1], sont des signalements bruts, avant toute enquête chargée d'établir ou non un lien entre la vaccination et l'effet rapporté. Si vous déclarez une gastro-entérite à l'ANSM le lendemain de votre vaccination, il est peu probable qu'un lien de cause à effet soit établi !

Il en va de même pour les décès. Des centaines de milliers de personnes meurent chaque année en France, hors Covid[2]. La grande majorité de la population étant désormais vaccinée, il y a donc forcément des décès chaque jour

moyenne, a été hospitalisée en réanimation, tandis que 26 personnes non vaccinées (également sur un million) sont arrivées en réanimation chaque jour.

1. Agence nationale de sécurité du médicament.
2. 600 000 selon un rapport de la DREES diffusé en 2017.

de personnes qui seraient mortes avec ou sans le vaccin. Quant aux effets secondaires reconnus, ils sont dans leur immense majorité bénins. Je déconseille à quiconque penserait que le vaccin contre le Covid-19 a de graves effets secondaires et peut même conduire à la mort de lire la rubrique « effets indésirables » des milliers de médicaments que nous prenons chaque jour…

Le problème en fait n'est pas tant les conneries monstrueuses que peuvent écrire et colporter ce genre de sites, ou les opposants aux vaccins sur les réseaux sociaux. Le problème réside ailleurs : même les plus factuels et documentés des arguments scientifiques sont sans arrêt remis en cause, parfois avec une mauvaise foi telle, qu'aucune discussion n'est possible. Que répondre à quelqu'un à qui l'on précise que ce qu'il avance n'est étayé par aucun document, aucune preuve, qui vous lance : « C'est bien la preuve qu'on nous cache quelque chose » ?

Mais ces écrits, ces prises de position, ces paroles, entraînent des conséquences palpables sur le terrain. Et il arrivera un jour où un déséquilibré, qui pense que ce monde parallèle existe, n'enverra pas un courrier idiot par la poste, mais débarquera dans un centre de soins à la recherche de tel ou tel médecin. Ce jour-là, qui sera tenu pour responsable ?

Enfin, alors que l'hôpital vit une crise sans précédent, révélatrice de dysfonctionnements et de problèmes d'organisation récurrents depuis plusieurs décennies, qui ont fini par exploser sous le poids de la crise sanitaire en France comme ailleurs dans le monde, a-t-on vraiment besoin d'avoir ce problème-là à gérer en plus ? Qui s'ajoute aussi à la menace terroriste que nous avons dû intégrer à nos exercices « plan blanc » depuis les attentats de 2015.

Médecins, infirmières et infirmiers, aides-soignants, brancardiers, nous sommes là pour le soin. Le pire est d'en arriver à penser que parmi tous ceux qui nous attaquent et nous critiquent, certains étaient sans doute en train de nous applaudir à 20 heures lors du premier confinement. Bon, cela dit, cette catharsis retransmise en direct sur les télévisions chaque soir m'avait laissé totalement indifférent. Mais quand même, comment sommes-nous passés en deux ans du statut de pseudo-héros à celui de quasi-parias ?

Pour ma part, je crois que les gens cherchent des réponses simples, voire simplistes, à des questions qui ne le sont pas. À part le vaccin et les gestes barrières, nous n'avons pas encore la solution. Mais, au-delà de ça, je crois que les choses se résument en un mot : la connerie. Vraiment, je n'ai pas d'autre explication. Je vais donc redire ce que j'ai déclaré sur le plateau de LCI en novembre 2020 : les complotistes et autres amateurs du « comme par hasard » – les vrais, pas ceux qui se font tromper par les bonimenteurs des réseaux sociaux –, il fut un temps où on les entendait déblatérer face au comptoir du bistrot, et on ne leur prêtait alors pas attention. À un moment, et surtout à un certain degré d'alcool, le patron les renvoyait gentiment chez eux : « Allez, c'est l'heure de rentrer chez toi, tu as assez bu pour aujourd'hui. »

Actuellement, les mêmes tiennent un discours tout aussi sot, et semblent tout aussi saouls, sauf qu'ils sont chez eux et publient sur les réseaux sociaux. Hélas, dans le contexte que nous connaissons, ils y rencontrent une forte audience. Il est d'ailleurs amusant de constater que certaines bonnes consciences de gauche, après cette séquence mémorable sur LCI, m'ont reproché vertement sur Twitter d'être contre le peuple. Les tenants du camp du bien qui m'ont allègrement pourri sur les réseaux sociaux considèrent donc que « le peuple » se résume à des alcooliques qui passent leur vie au bistrot. En matière de mépris…

Et pour ma part, je n'ai pas envie que l'hôpital devienne Fort Knox.

Chapitre 12

Et demain ?

À l'avenir, il ne servira à rien de faire un énième « Plan Hôpital », ou « Plan Urgences », si l'objectif ne consiste qu'à attribuer encore et toujours plus de moyens au service public hospitalier, tout en réorganisant l'existant à la marge, et sans prendre en compte l'ensemble des acteurs du système de santé. Prévoir du neuf sans toucher à l'ancien en centralisant à nouveau tout sur l'hôpital serait tout simplement voué à l'échec.

Refondre le système de santé, cela veut dire réfléchir aux métiers de la santé, à la fonction et aux attributions d'un médecin. Qu'est-ce que cela veut dire « être médecin » ? Un médecin hospitalier doit-il toujours être le point de passage incontournable pour tous ceux qui arrivent dans un service d'urgences ? Et quelles sont véritablement les missions de nos services ? Continuer à faire prendre en charge tout ce que l'extérieur et l'intérieur de l'hôpital ne veut pas ou ne peut pas faire, ou se recentrer sur notre fonction fondamentale : l'urgence médicale ?

Une fois que l'on aura répondu à ces questions, on pourra commencer à revoir l'organisation du système, en englobant la médecine et les professions paramédicales de ville, les libéraux, et le système hospitalier avec ses services d'urgences. Qui fait quoi, pour obtenir l'efficience ?

Prendre en compte tous les professionnels, cela signifie répartir le travail, voir ce qui peut être directement pris en charge par les médecins libéraux, les kinésithérapeutes, ou encore les infirmières. Concernant ces dernières, un pas a été fait dans cette direction avec la création de la formation d'infirmier de pratique avancée, ou IPA. Il s'agit ici d'élargir les compétences médicales des infirmières et infirmiers qui pourront alors s'occuper du suivi d'un patient confié par le médecin, gérer le renouvellement de ses ordonnances ou de ses examens. Bien évidemment, la question des moyens se posera : il faudra payer ces professionnels correctement, à la hauteur du service rendu. Dans tous les cas, cela coûtera forcément moins cher que de tout renvoyer sur l'hôpital. Selon le rapport d'information sénatorial Cohen, Génisson et Savary sur les urgences hospitalières, l'Assurance maladie chiffre le coût moyen global d'un passage aux urgences à 227 euros[1]. La CNAM distingue ce coût moyen de celui des « seuls actes et consultations prodigués qui serait de l'ordre de 80 euros en moyenne », selon le rapport, qui date de 2017. Rappelons qu'une consultation en médecine générale de ville coûte 25 euros… De même, concernant l'urgence, est-il forcément nécessaire, lorsque l'on envoie une équipe SMUR, service devenu structure mobile d'urgence et de réanimation, au domicile d'un patient, qu'elle soit composée systématiquement, en plus de l'ambulancier, d'un médecin et d'une infirmière anesthésiste diplômée d'État (IADE) ? N'y a-t-il pas des cas où des paramédicaux pourraient

1. Rapport d'information du 26 juillet 2017 fait au nom de la commission des affaires sociales du Sénat par les sénateurs Laurence Cohen, Catherine Génisson et René-Paul Savary, intitulé « Les urgences hospitalières, miroir des dysfonctionnements de notre système de santé ».

intervenir seuls, en lien avec un médecin via visioconférence ou lunettes virtuelles ? Il s'agit là d'intégrer pleinement les nouvelles technologies dans nos pratiques médicales. Les lunettes à réalité augmentée sont d'ailleurs expérimentées lors de vols paraboliques, afin de tester la possibilité, pour un médecin au sol, de guider l'intervention d'un astronaute lors d'un geste médical d'urgence au sein d'un équipage sur la station spatiale internationale. Ce genre d'expérimentation scientifique ne pourrait-elle pas bénéficier également au système de soins sur terre ?

Dans les entreprises où cela était possible, la crise sanitaire a provoqué une généralisation soudaine du télétravail, y compris dans celles où il n'était pas pratiqué, ou très peu. Aujourd'hui, elles sont nombreuses à avoir intégré le télétravail dans leur organisation et à en voir les bénéfices.

À l'hôpital, nous avons également été capables d'innover en pleine tempête. Il serait donc temps d'en tirer nous aussi les enseignements et de nous appuyer sur cette expérience pour développer de nouvelles pratiques. Il est intéressant de voir, en consultant les services de prises de rendez-vous en ligne en médecine libérale, que l'option « téléconsultation » est en plein développement. Plusieurs professionnels donnent ainsi le choix du rendez-vous physique ou en visio. Bien entendu, il y a un tri à faire : toutes les pratiques médicales, tous les patients, toutes les affections ne peuvent être traités au travers de la visio-conférence.

Il faudra aussi prévoir des garde-fous, afin d'éviter une ubérisation de la médecine au travers du développement de plates-formes de téléconsultations qui seraient basées à l'étranger, un peu comme les hotlines des opérateurs de téléphonie. Cela veut dire encadrer la progression de la téléconsultation, et rémunérer correctement les professionnels qui la pratiquent.

Tout cela nécessite qu'on élargisse les pratiques, que l'on bouscule les corporatismes et que l'hôpital devienne le dernier recours incontournable, et pas forcément le point central du système de santé, avec des urgences débordées qui servent de déversoir à tous les problèmes médicaux et sociaux jugés insolubles ailleurs.

Prenons par exemple la question des personnes âgées aux urgences, que j'évoquais précédemment. C'est un sujet tout à fait représentatif des pistes que l'on pourrait explorer, en alliant la ville et l'hôpital, de manière intelligente. Tout d'abord, il me semble nécessaire de résoudre le problème de la sous-médicalisation des Ehpad. Dans ces établissements, la nuit, il n'y a souvent pas d'infirmières, juste une aide-soignante qui a la responsabilité des personnes âgées de toute la maison de retraite. Résultat : au moindre problème, et afin de ne pas prendre le moindre risque, on appelle les urgences.

Il faut également améliorer l'hospitalisation à domicile en rehaussant le montant des allocations personnalisées d'autonomie (APA) et en dispensant une meilleure formation aux aides à domicile. Ces professionnelles doivent être correctement rémunérées, ce qui permettra de les stabiliser et d'éviter un turn-over dommageable auprès des familles.

Le dernier point est le manque de places en gériatrie. Dans ce secteur, le nombre de lits est insuffisant. Peut-être pas dans tous les établissements, mais un audit national en la matière pourrait être fait, dans chaque région au regard de la population locale. Il faut également repenser l'accès à ces services qui se fait trop souvent en passant obligatoirement par la case « urgences ».

Je voudrais ici vous faire part d'un projet que j'ai rédigé pour réorganiser l'offre de soins autour et avec l'hôpital Delafontaine où j'exerce. Intitulé « Urgences 2024 », ce projet a malheureusement été impacté par la crise sanitaire (il a pris du retard, mais repart au moment de la parution de ce livre). Pourtant, il pourrait servir d'exemple.

La Seine-Saint-Denis, c'est, je le rappelle, plus de 1,6 million d'habitants, dont plus de 110 000 pour la seule ville de Saint-Denis où se situe l'hôpital Delafontaine où je travaille. C'est à la fois le département le plus jeune et le plus pauvre de France, avec, côté santé, une part considérable de patients sans aucune couverture sociale – on le constate parmi les personnes qui arrivent dans notre service d'urgence, part bien difficile à chiffrer justement du fait de l'absence de cette couverture et donc de documents administratifs. L'activité actuelle des urgences de l'hôpital Delafontaine, c'est 57 000 passages adultes et 35 000 passages pédiatriques par an (gérés par les pédiatres).

Et les taux d'hospitalisation sont relativement faibles : 10 à 12 % en urgences « adulte », et 7 à 8 % en pédiatrie. Mais l'activité des urgences, si elle suit la croissance de la démographie locale, pourrait connaître une hausse d'environ 2 à 3 % par an. Si on prend l'hypothèse basse, cela mènera à 102 000 passages en 2024, hors événements exceptionnels type pandémie.

Actuellement, les patients sont sensiblement plus jeunes que la moyenne et présentent fréquemment des pathologies liées à la précarité, avec un accès aux soins difficile en ville. Mais ce département, et notamment la ville de Saint-Denis, aux portes de Paris, avec le Stade de France et son quartier en plein développement, est également un des plus dynamiques en termes d'installation d'entreprises, conventionnelles ou technologiques. Autour de ces entreprises se constituent des zones d'habitation drainant une population plus intégrée et plus exigeante sur la qualité et la disponibilité des soins. Donc, la population du département continue de croître, et se modifie lentement. Plusieurs catégories sociales se côtoient, générant des demandes et des besoins différents en matière de santé.

On parle d'afflux de patients à l'hôpital, et de la nécessité d'être en mesure de gérer l'imprévu – avec notamment la proximité immédiate du Stade de France, amené à accueillir des événements sportifs ou culturels de grande ampleur. Le plus important sera celui des Jeux olympiques et paralympiques de l'été 2024. Un excellent test grandeur nature. En effet, ce type d'événements draine des foules massives. Comme le passé l'a déjà montré, elles peuvent être la cible d'attaques, en témoignent les attentats du 13 novembre 2015, nécessitant une mobilisation rapide des services de santé et de secours.

L'hôpital et les urgences doivent s'organiser pour pouvoir répondre à toutes ces demandes avec professionnalisme, efficience et dans un esprit d'excellence. Ce département et la ville de Saint-Denis sont donc des sites parfaits pour tenter de faire des urgences de l'hôpital Delafontaine un exemple de la qualité des soins dans une zone populaire et une vitrine du savoir-faire français en matière de santé, d'organisation, mais aussi de technologie. Et cela, sans pour autant que tout repose sur l'hôpital.

Dans toutes les zones urbaines, en France et ailleurs dans le monde, les services d'urgences font face aux mêmes défis et aux mêmes évolutions de la demande de soins : la hausse des consultations simples ou complexes qui ne relèvent pas du cœur de métier des urgences ; l'évolutivité de la demande à la fois en volume et en type de soins ; le défi de l'attractivité pour le recrutement des professionnels médicaux et non médicaux, comme je l'ai montré tout au long de cet ouvrage.

Les causes sont multiples : venir aux urgences, même s'il y a de l'attente, c'est accéder sans rendez-vous à la médecine, toute la médecine, c'est-à-dire la consultation, mais aussi les examens, la radiologie, les scanners, les analyses, etc., sans avance de frais, et sans avoir à passer par des cabinets privés.

S'ajoute à cette question strictement pratique un changement du rapport à la santé que je pourrais résumer en une formule : on veut tout et tout de suite. Et ce, au point que certains patients débarquent à l'hôpital avec un diagnostic tout fait ! Ils ont mal à la tête, au ventre, ils sont allés sur Google, ont eu accès à des tas de données médicales et de forums, et arrivent chez nous en assénant : « Je veux ça, parce que j'ai vu sur internet que j'ai ça. » Et puis, comme tout aujourd'hui est immédiat, Amazon est capable de vous livrer n'importe quelle commande dans la journée, le médecin, dans les esprits, se doit d'être aussi efficace. Le problème, c'est que les généralistes en ville partent à la retraite et sont de plus en plus difficiles à remplacer, donc tout finit à l'hôpital.

Cette question de l'installation des médecins généralistes libéraux revient régulièrement sur le devant de la scène dans le débat public, à chaque fois que le système de santé traverse une crise. Celle qui se produit actuellement a un double niveau : un hôpital qui menace de s'effondrer, et une désertification médicale en ville, dans certaines régions et certains départements. Sur ce deuxième volet, l'une des raisons tient au fait que les jeunes médecins qui s'installent veulent, comme tout le monde et légitimement, avoir une vie personnelle, ne pas devoir s'occuper de la comptabilité et de la « paperasse », ou encore pouvoir partir à 17 ou 18 heures pour aller s'occuper de leur famille.

Bref, le médecin de famille à l'ancienne qui gérait seul son cabinet, dont les journées se terminaient rarement avant 21 heures et que l'on pouvait solliciter chez lui en pleine nuit pour une urgence est en voie de disparition.

En la matière, je n'ai pas de baguette magique et n'ai pas de solution toute trouvée. Le « Y-a-qu'à-faut-qu'on » n'est pas mon style. Incitation à l'installation ? Voire obligation ? Sur ce dernier point, l'Assemblée nationale a rejeté le 20 janvier 2022 une proposition de loi visant à contraindre les jeunes médecins généralistes libéraux à s'installer au moins trois ans dans une zone sous-dotée. Et ce n'était pas la première fois qu'un tel texte était soumis au Parlement : début 2018 déjà, une proposition de loi socialiste avait été retoquée. Et, malgré plusieurs demandes de députés, la ministre de la Santé Agnès Buzyn avait refusé d'inscrire une telle mesure dans la loi Santé votée en 2019, arguant que cela aurait comme seul effet de provoquer une crise des vocations dans le secteur de la médecine générale. Alors évidemment, dans un monde idéal, il faudrait des médecins partout (enfin partout, disons avec un ratio médecin/habitant raisonnable et pas selon le bon vouloir des élus). Mais les médecins ont déjà l'impression de servir la nation avec leur internat mal payé et dans des centres hospitaliers répartis sur tout le territoire. À la fin de leurs études, ils sont en couple et ont des enfants. Les obliger à s'installer, c'est assurer un emploi au conjoint dans son domaine d'activité ? Des écoles pour les enfants ? On essaie en fait de remplacer l'attractivité par la coercition.

S'il faut trouver une solution à la question récurrente des déserts médicaux, l'hôpital ne doit pas être pour autant le recours pour tout, mais une véritable interface avec la ville.

Le projet « Urgences 2024 », tel que je l'avais pensé pour la Seine-Saint-Denis, pourrait être ainsi un tri patients dès l'entrée de l'hôpital, avec une prise en charge des urgences vitales qui reviendrait uniquement au service d'urgences. Au sein ou à côté de l'hôpital serait créé un bâtiment de consultation de médecine générale pour le non-urgent.

Une telle démarche permettrait de sanctuariser les urgences, et de pouvoir d'ailleurs ainsi les mobiliser peut-être encore plus rapidement qu'aujourd'hui en cas d'événement grave, puisqu'elles ne seraient plus encombrées par des consultations « classiques ». Ce pôle urgences serait constitué des urgences adultes, pédiatriques, et également de la structure d'urgence médicale et de réanimation.

En matière d'événement grave, les urgences doivent être préparées à un afflux massif de victimes, et évidemment équipées d'une unité de décontamination pour les risques nucléaire, radiologique, bactériologique, chimique (NRBC). Ce type d'équipement nécessite une formation continue des personnels qui doit être intégrée dans les projets de formation, mais également dans le calcul des effectifs.

Pour les différents besoins, le bâtiment de consultation de médecine générale et le service des urgences auraient tous les deux accès au plateau technique, c'est-à-dire la possibilité de faire des radios, des scanners, des prélèvements si nécessaire. Mais séparer les deux activités pourraient avoir pour effet d'éviter les examens inutiles : une consultation de médecine générale ne nécessite pas forcément de faire systématiquement une batterie d'examens, une tendance assez répandue à l'hôpital. Et le centre de consultation médicale de l'hôpital pourrait réorienter des patients directement vers la médecine de ville, au travers de partenariats avec des médecins libéraux. Le flux serait ainsi dépendant du parcours de soins des patients pris en charge : ceux considérés comme urgents ; ceux qui relèvent de la consultation non programmée mais qui nécessitent des examens complémentaires rapides ; ceux qui relèvent d'une consultation simple. Parmi ces derniers, certains viennent aux urgences parce qu'ils n'ont pas de possibilité de consulter, soit pour des raisons organisationnelles, soit par absence de couverture sociale.

L'organisation d'un système de soin doit également intégrer dans sa conception les personnels paramédicaux et leur formation, ainsi que toute la part « sociale » dont peut avoir éventuellement besoin un patient, c'est-à-dire avoir la capacité d'orienter une personne vers les bons interlocuteurs (aide sociale à l'enfance, assistants sociaux, etc.).

Pour qu'un tel projet puisse voir le jour, il faut associer à sa préparation tous les partenaires institutionnels (commune, département, région), les services hospitaliers ou groupes de personnels de l'hôpital, les médecins généralistes et spécialistes présents sur le bassin, les patients, les entreprises implantées localement, le tout sous l'égide et la validation de l'agence régionale de santé. Et tous ces acteurs doivent accepter de se parler, ce qui est incompatible avec une quelconque organisation en silos...

Mettre dans la boucle les entreprises peut paraître une idée incongrue. Mais en l'occurrence, dans le 93, on trouve une forte concentration d'entreprises avec un grand nombre de salariés. Et puisque ceux-ci sont eux aussi amenés à consulter les urgences et les centres non programmés de notre territoire, leurs entreprises doivent pouvoir participer au développement de l'activité.

Repenser l'hôpital, cela signifie également réfléchir à une nouvelle organisation du temps de travail, au rythme des gardes, aux besoins en lits et à leur répartition, et avoir la capacité de projeter l'évolution de l'institution vers l'avenir, en tenant compte des évolutions technologiques.

Le temps de formation doit être intégré dans le temps de travail et l'organisation du service pour toutes les catégories de personnel, dans un esprit de polyvalence, et ce, afin d'éviter les absences difficiles à remplacer. Cette formation doit revêtir plusieurs formes, afin de s'inscrire dans le parcours personnel de chacun, au regard des objectifs de ce pôle d'accueil, et de l'hôpital. Ce dernier doit être conçu pour recevoir des stagiaires, en formation médicale ou paramédicale, avec des locaux adaptés et propres à ces personnels, et être également un lieu de recherche.

Tout cela signifie rebâtir l'hôpital, et créer, avec l'institution hospitalière publique, un véritable système de santé fait de partenariats. Cette idée, qui ne demande qu'à être améliorée et a ici été pensée au regard de mon terrain de travail, pourrait être déclinée et adaptée dans d'autres départements.

Un tel projet ne peut pas être mis en place d'un coup de baguette magique. Mais il est temps d'avancer pour faire entrer l'hôpital – et le système de soins français – dans le XXIe siècle.

Il y a quelques années, cette réflexion a été engagée au travers d'un blog centré sur les urgences. Et pour pousser cette réflexion, j'ai cofondé La Fabrique de la santé, un « blog atelier » dans lequel s'expriment des médecins, mais pas que. Tout simplement parce que chaque citoyen doit pouvoir avoir voix au chapitre concernant tous les sujets liés à la santé publique et à l'accès aux soins, et donc à l'avenir du système de santé, sans forcément être obligé de se coltiner les actes d'un congrès de médecine.

Cette Fabrique de la santé a été confondée avec Guillaume Wasmer, directeur d'hôpital, et Christophe Jacquinet, ancien directeur général d'ARS.

Un paragraphe, sur notre site, résume ce qui doit être selon nous la pierre angulaire d'une réflexion collective pour demain, à l'heure de la crise majeure que connaît l'hôpital et plus largement le système de soins dans notre pays : « Nous croyons que le système de santé est une partie du projet collectif des Français parce que les questions de santé traversent toutes les activités humaines. Nous croyons donc que le système de santé de notre pays ne peut pas être pensé indépendamment de tout autre secteur d'activité et ne peut pas être piloté indépendamment de toute autre politique publique. » Hélas, en pratique, il a été très difficile de faire émerger des idées bousculant le système établi.

Je suis persuadé que la santé est un bien commun à tous, et qu'elle doit s'insérer dans un projet de société qui ne doit pas se construire uniquement sur des questions d'argent ou de moyens, mais dans une réflexion d'organisation globale. Le système de santé doit être pensé en se projetant dans l'avenir, pas en étant perpétuellement dans la réaction quand la crise est là. On ne peut pas avancer lorsque l'on se retrouve au pied du mur.

Remerciements

Pour conclure, et même si je n'aime pas trop cet exercice, je tiens ici à remercier mes collègues, qui me supportent au quotidien et à qui je sais ce que je dois. Diriger un service d'urgence, ce n'est pas un exercice solitaire, c'est être un membre d'une équipe où chacun a son rôle et parfois trouve ses soutiens.

Je remercie tous mes amis urgentistes auprès de qui j'ai appris mon métier.

Je dédie ce livre à la mémoire de mon père disparu récemment (papa, je ne suis toujours pas professeur de médecine), et à ma mère. Ils ont beaucoup travaillé pour que je puisse devenir médecin.

Je remercie ma femme et mes enfants, sur qui j'ai pu m'entraîner pendant des années avant de pouvoir m'exprimer dans les médias et les réseaux sociaux.

Je remercie Jean-Marie Godard, pour avoir recueilli ma parole en visio, le week-end, pendant la pandémie (Jean-Marie, aussi fainéant que moi dans la procrastination).

Je remercie également Isabelle Saporta, mon éditrice, ainsi que Sophie de Closets, présidente-directrice générale des éditions Fayard, sans lesquelles ce livre n'aurait pas pu voir le jour.

Et merci à toi, lecteur, qui tiens cet ouvrage entre tes mains, d'être allé au bout de ta lecture.

Glossaire

AEG : Altération de l'état général. Quand tout commence à déconner.

APA : Allocation personnalisée d'autonomie. Elle sert à payer les dépenses nécessaires à un maintien à domicile pour une personne d'au moins 60 ans non autonome. Elle est versée par le département.

ARS : Agence régionale de santé. Il s'agit d'une direction administrative chargée de décliner et de faire appliquer au niveau régional la politique de santé décidée par le gouvernement. Elles étaient vingt-six au départ, dix-sept aujourd'hui après la réforme des régions.

CHU : Centre hospitalier et universitaire. Hôpital qui a passé une convention avec une ou plusieurs universités. Il a donc une fonction de soins, mais également de formation et de recherche.

CME : Commission médicale d'établissement. Cette commission représente l'ensemble de la communauté médicale d'un établissement de santé. Ses membres sont élus.

CNAM : Caisse nationale de l'Assurance maladie, assureur solidaire en santé qui définit les politiques de gestion du risque et pilote le réseau d'organismes chargés de les mettre en œuvre.

DESC : Diplôme d'études spécialisées complémentaires. Il est complémentaire au diplôme spécialisé (DES) de médecine générale, et permet donc de poursuivre vers une spécialisation complémentaire comme urgentiste (au hasard).

DMS : Durée moyenne de séjour. Elle est calculée en rapportant, pour une pathologie, le nombre de journées d'hospitalisation dans l'année au nombre d'entrées et de sorties.

EHESP : École des hautes études en santé publique. Basée à Rennes, cette grande école forme les hauts cadres de la santé publique, et notamment les directeurs d'hôpitaux.

Ehpad : Établissement d'hébergement pour personnes âgées dépendantes. La maison de retraite.

ESPIC : Établissement de santé privée d'intérêt collectif. C'est comme à l'hôpital public, mais c'est du semi-privé, sans un certain nombre de lourdeurs en termes d'organisation interne.

IOA : Infirmière organisatrice de l'accueil. C'est la première personne que le patient voit en zone de soins aux urgences, la dame en blouse qui prend les constantes (pouls, température, etc.), et détermine le degré d'urgence.

PUMA : Protection universelle maladie. C'est le système qui a remplacé en 2016 la Couverture maladie universelle (CMU). La PUMA permet la prise en charge des frais de santé par l'Assurance maladie, sans risque d'arrêt des droits, pour les personnes connaissant un changement de situation conduisant à la précarité (perte d'emploi, divorce, etc.).

SAMU : Service d'aide médicale urgente. Il coordonne et régule les soins non programmés en dehors de l'hôpital, au travers de la plate-forme téléphonique 15 ou 112, et envoie le cas échéant une équipe médicale dans un gros camion blanc, dont le service est expliqué juste en dessous.

SMUR : Service (devenu structure) mobile d'urgence et de réanimation. Un SMUR qui décale, c'est une ambulance, qui dépend de l'hôpital, appelée sur une urgence généralement après régulation par le centre 15. Les pompiers peuvent aussi y faire appel sur une intervention.

T2A : Tarification à l'activité. Généralisée dans le cadre du plan Hôpital 2007, ce système permet d'attribuer des budgets en fonction de l'activité réelle des services.

UFR : Unité de formation et de recherche. Elle regroupe des divisions de formation, des laboratoires et des centres de recherche universitaires.

UHCD : Unité d'hospitalisation de courte durée. Elle accueille les patients des urgences pour des séjours de vingt-quatre à quarante-huit heures pour observation, soins avant retour à domicile, ou en attente d'orientation vers un autre service. Du moins en théorie, parce que l'UHCD est devenue de fait un nouveau service d'hospitalisation dans l'hôpital, faute de place ailleurs.

Table

Cet ouvrage a été imprimé en France par
CPI Brodard & Taupin
Avenue Rhin et Danube
72200 La Flèche (France)

pour le compte des Éditions Fayard
en février 2022

Photocomposition Belle Page

PAPIER À BASE DE
FIBRES CERTIFIÉES

Fayard s'engage pour
l'environnement en réduisant
l'empreinte carbone de ses livres.
Celle de cet exemplaire est de :
0,300 kg éq. CO_2
Rendez-vous sur
www.fayard-durable.fr

N° d'édition : 44-0256-0/01 - N° d'impression : 3047179